内科系统治疗学指南

江 敏 等 主编

河南大学出版社
HENAN UNIVERSITY PRESS

·郑州·

图书在版编目(CIP)数据

内科系统治疗学指南 / 江敏等主编. -- 郑州：河南大学出版社，2024.10. -- ISBN 978-7-5649-6098-8

Ⅰ.R505-62

中国国家版本馆 CIP 数据核字第 2024DB0605 号

责任编辑　孙增科
责任校对　陈　巧
封面设计　王　娇

出　　版　河南大学出版社
　　　　　　地址：郑州市郑东新区商务外环中华大厦 2401 号　邮编：450046
　　　　　　电话：0371-86059701(营销部)　网址：hupress.henu.edu.cn
印　　刷　广东虎彩云印刷有限公司
版　　次　2024 年 10 月第 1 版　　　　　印　次　2024 年 10 月第 1 次印刷
开　　本　787 mm×1092 mm　1/16　　　印　张　6.25
字　　数　168 千字　　　　　　　　　　定　价　36.00 元

编　委　会

主　编　江　敏　九江学院第二附属医院
　　　　侯国梁　滕州市中心人民医院
　　　　刘淑荣　山东省阳光融和医院
　　　　潘丽娟　昌乐县疾病预防控制中心
　　　　周国芳　甘肃省第三人民医院
　　　　许　健　国药医疗（潍坊）医院有限公司

副主编　赵　浩　山东中医药大学附属医院
　　　　罗　楠　滕州市中心人民医院
　　　　种法浩　青岛市黄岛区中心医院

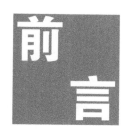

PREFACE

随着国民经济发展及社会老龄化,人群疾病谱发生了显著变化,心脑血管病、肿瘤及各系统慢性疾病发病率在显著增加。面对严峻的挑战,流行病学及内科学专家组织开展了多次前瞻性多中心临床研究,取得了丰硕的循证医学证据。为了将近年来内科学领域的新知识和新技术介绍给国内同行,提高我国内科疾病的诊疗水平,我们编写了此书。

本书的特色是实用,即"拿来即可用",书中对系统性红斑狼疮、类风湿关节炎、慢性阻塞性肺疾病、支气管哮喘、支气管扩张、原发性高血压、继发性高血压、难治性高血压、高血压急症等内科常见疾病的有关病因、发病机制、诊断方法、诊断标准和成熟的治疗方法都作了具体介绍。

本书的编写力求定义准确、概念清楚、结构严谨、层次分明、重点突出、逻辑性强,既可作为案头的一本工具书,又可作为学习和研究的参考书,可读性和实用性兼备。

由于编写时间短促,加之编者水平所限,书中存在的不尽完善之处,祈盼广大读者不吝指正。

CONTENTS 目录

第一章 系统性红斑狼疮

第一节 概述

系统性红斑狼疮(systemic lupus erythematosus,SLE)是一种自身免疫介导的慢性炎症性疾病,其病因尚不清楚,它的主要特点包括:多系统器官损害及多种自身抗体的产生。正如其他的自身免疫性疾病,SLE患者的免疫系统会攻击机体自身的细胞和组织,导致持续的炎症反应和组织损伤。SLE累及几乎所有的系统器官,包括皮肤、关节、肾、肺、神经系统、浆膜、消化系统、血液和其他组织器官,临床表现复杂多变。

既往文献报道西方SLE的患病率为(14.6～122)/10万,中国人群中SLE的患病率大约是70/10万,其中女性则高达113/10万。SLE通常好发于育龄妇女,女性的患病率明显高于男性,起病的高峰年龄在15～45岁。幼儿及老年人亦可患病,但性别差异不明显。回顾性研究结果显示,在亚太地区,SLE患者中的女性占比为83%～97%,平均发病年龄为30.1岁。SLE的病程常常多变且难以预料,稳定期和复发期常常交替出现。SLE的发病有一定的家族聚集倾向,10%～12%的SLE患者中有患SLE的一级亲属,SLE患者的所有一级亲属中约3%发病,单卵双生子同时患病的机会为25%～70%,明显高于双卵双生子(1%～3%)。

第二节 病因与发病机制

一、病因

目前研究认为,SLE的发病是多种遗传因素、性激素等内源性因素与外源性因素如感染、紫外线、化学物质、药物等相互作用的结果。通常认为具有遗传背景的个体在环境、性激素及感染等因素的共同作用或参与下引起机体免疫功能异常,诱导T细胞及B细胞异常分化、自身抗体产生、免疫复合物形成及其在各组织的沉积,导致系统性红斑狼疮的发生和发展。

1.内源性因素

(1)遗传易患性:目前研究表明,多种基因与SLE的易患性有关,如HLA-DR2和HLA-DR3分子及其各亚型与SLE的发病显著相关;纯合补体C4a遗传缺陷与SLE发病的风险相关;此外,SLE还与补体Clq、Clr、Cls和C2缺陷具有一定的相关性。

SLE不是单一基因的遗传病,而是多基因相互作用的结果。SLE易患基因的范围很广,包括参与核抗原免疫耐受机制的基因,参与免疫调节、免疫应答的基因以及参与免疫效应造成组织损伤的基因等。除了经典的主要组织相容性复合体Ⅰ型和Ⅱ型基因外,补体基因和免疫应答其他方面的基因都参与了SLE的发病。最近,全基因组关联研究(GWAS)通过筛选数以百万计的单个核苷酸多态性(SNP)发现并验证了数十个与SLE相关的易患基因,如FcRly,C4,Clq,IRF5,STAT4,TLR7,BANK,BLK,ITGAM,TNFAIP3等。这些非MHC遗传位点大都位于3条主要的免疫通路中;凋亡细胞和免疫复合物清除的缺陷;以 Toll 样受体(TLR)和 I 型干扰素(IFN)为代表的先天免疫的异常激活;T 淋巴细胞及 B 淋巴细胞的异常活化。一些遗传多态性还与靶器官损伤的易患性有关。此外,由于女性具有 2 条 X 染色体,且核型 XXY 的男性 SLE 的患病率显著提高,提示 SLE 的发病性别倾向可能与 X 染色体有关。目前的研究显示,X 染色体上存在 SLE 的易患基因。

(2)性激素:SLE 好发于育龄妇女,女性发病率显著高于男性,提示雌激素与 SLE 发病有关。同时育龄妇女发病率高于儿童和老年妇女,妊娠期和哺乳期常出现病情加重。SLE 患者体内雌激素水平升高,雄激素水平降低。这些现象提示性激素参与 SLE 的发病。然而,在女性 SLE 患者中激素浓度与疾病活动度之间并未发现明确的相关性,提示其中遗传和环境因素的作用非常复杂。

2.外源性因素

遗传因素提供了 SLE 易患背景,但是 SLE 的发生或病情活动可能与环境或其他外源性刺激有关。其中,感染是重要影响因素之一。感染可通过分子模拟和影响免疫调节功能而诱导特异性免疫应答。EBV 感染可以诱发 SLE。紫外线照射是另一个重要的环境因素,SLE 患者暴露于紫外线后可能出现疾病活动,可能的机制是 DNA 暴露于紫外线后胸腺嘧啶二聚体增多,使 DNA 具有更强的免疫原性,同时紫外线照射可以诱导凋亡。其他可能的环境因素如饮食因素、化学物质和药物都有可能促使疾病的发生。

二、发病机制

SLE 的发病机制极为复杂,远未阐明,包括免疫耐受缺损、淋巴细胞凋亡障碍、T 细胞和 B 细胞以及 NK 细胞等功能调节障碍、补体缺陷、免疫复合物清除障碍、细胞因子分泌调节障碍等。几乎免疫系统的所有成分都参与了自身免疫和组织病理,因此,SLE 又被称为自身免疫病的原型。

遗传、性别和环境因素等会影响抗原递呈和免疫应答,造成 SLE 易患性不同,具有足量易患因素的个体因其免疫系统的异常可以发展为持续存在的抗原表达,随后活化 T 淋巴细胞及 B 淋巴细胞,并分泌自身抗体,大量致病性自身抗体和免疫复合物的形成最终导致组织损伤,出现 SLE 的各种临床症状。致病性自身抗体针对包括核小体、双链 DNA、Ro、NR2、红细胞带 3 蛋白及磷脂等在内的不同抗原的抗体亚群,通常为 IgG 型且能结合补体,致病性自身抗体的产生可以在 SLE 临床症状出现前数年发生。

B 细胞的激活在其免疫发病机制中起重要作用。在 SLE 患者体内发现浆细胞、成熟 B 细胞及记忆 B 细胞增多,初始 B 细胞减少,同时 B 细胞凋亡的诱导和调节存在缺陷。CR2 通路异常可能是 B 细胞过度活化的一个重要原因。CR2 是包括 CD21、CD19 和 CD81 在内的细胞表面多聚体,细胞表面分子交联造成信号应答增强以及抑制信号通路的活性降低,促进了 B 细胞活化。此外,B 细胞的异常还包括其细胞因子的产生增多,并对细胞因子反应增强。

T 细胞在 SLE 发病中作用也越来越受到重视,SLE 患者体内存在多种 T 细胞异常现象,如辅助性 T 细胞增多;外周血中表达激活标志(如 DR,DP1,Fas)的 T 淋巴细胞增多;血清 IL-2,SIL-2R 及 IFN-d 水平增高;$CD4^+ CD25^+ Foxp3^+$ 调节性 T 细胞和 $CD8^+$ 抑制性 T 细胞数量及功能缺陷等。T 细胞功能异常的主要特征是辅助性 T 细胞活性过强和调节性/抑制性 T 细胞活性减弱。SLE 患者体内还存在细胞因子网络的失衡,如 IFN-α,IFN-γ,IL-6 和 IL-10 水平增高;IL-2 和 TGF-β 降低等。

当具有产生致病性自身抗体和免疫复合物的能力并伴随调节机制的异常时,疾病持续进展。在健康个体中,自身高反应性 B 淋巴细胞和 T 淋巴细胞可以经由免疫耐受被清除或抑制,而 SLE 患者存在免疫耐受缺陷、免疫复合物清除缺陷、调节性 T 细胞功能降低、凋亡缺陷等。凋亡细胞和免疫复合物清除的缺陷可以活化免疫细胞表面和内部的 Fc 受体或 TLR 受体,激活以 I 型干扰素为代表的先天免疫系统,导致免疫调节的异常,参与 SLE 的发病。免疫耐受的打破,抗原负荷的增加,T 细胞的过度活化,B 细胞抑制的缺失,长效自身免疫性记忆细胞和浆细胞的持续存在则导致 B 细胞的过度活化及病理性自身抗体的持续产生。最终的结果是致病性自身抗体的合成与调控失衡,免疫复合物沉积并激活补体等途径造成组织损伤。多种机制参与了靶器官的损伤。自身抗体沉积触发补体活化或激活相关受体,导致局部组织的炎症。由于不同器官的细胞免疫反应不尽相同,不同个体的易患性也相差甚远,所以不同 SLE 患者的靶器官受累范围和严重程度差异很大。

第三节　临床表现

SLE 临床表现复杂多样,累及几乎所有的器官系统,自然病程多表现为病情的加重和缓解相互交替,病程迁延反复。多数患者早期表现为非特异的全身症状,开始仅累及 1～2 个系统,部分患者可以长期稳定在亚临床状态或轻型狼疮,少数患者可以突然出现病情短期内加重,甚至危及生命。更多数患者是逐渐出现多系统损害。也有少数患者起病即累及多个系统,表现为重症狼疮。感染、日晒、药物、精神创伤、手术等多种因素均可诱发或加重 SLE 病情,并造成诊断困难。

1.全身症状:发热是 SLE 常见的全身表现,发热程度不一,可以从低热到高热。发热是 SLE 活动的表现,通常对糖皮质激素治疗反应良好,但应排除感染因素,尤其是在激素及免疫抑制治疗中出现的发热,更需警惕,由于激素治疗可以抑制免疫,加重感染,在感染不能完全排除情况下,激素治疗应当慎重。其他全身症状包括疲乏、消瘦等,疲乏是常见但容易被忽视的症状,常是狼疮活动的先兆。

2.皮肤和黏膜病变:在鼻梁和双颧颊部呈蝶形分布的红斑是 SLE 特征性的改变,称为蝶形红斑,常急性起病,光照可使红斑加重或诱发红斑。治疗后可以完全消退而不留痕迹,也可出现色素沉着或不同程度的毛细血管扩张。SLE 特征性皮肤损害还包括深部狼疮,又称狼疮性脂膜炎,为伴或不伴表面皮肤损害的硬结样病变,结节由血管周围单核细胞浸润和脂膜炎引起,常伴疼痛,表现为伴单核细胞浸润的透明脂肪坏死及淋巴细胞性血管炎。

盘状红斑狼疮,是 SLE 的慢性皮肤损害,见于约 25% 的 SLE 患者,可以不伴其他 SLE 临床症状,病情通常较轻,有 5%～10% 的盘状红斑狼疮可发展为系统性红斑狼疮。盘状皮损特征为散在、红色、轻度浸润性斑块,表面覆有鳞屑,多见于面部、颈部、头皮,皮损愈合后可留有中央凹陷性瘢痕、萎缩、毛细血管扩张及色素沉着。

SLE 患者急性皮肤损害还包括全身红斑和大疱性病变。手足掌面大小鱼际、指端及甲周红斑、结节性红斑、脂膜炎、网状青斑、毛细血管扩张等皮肤损害也常见。此外部分 SLE 患者有雷诺现象。其他皮肤损害尚有光过敏、脱发等,狼疮性脱发的特征是毛发稀疏,容易断裂,与疾病活动性相关。光过敏指 SLE 患者受日光或紫外线照射后出现暴露部位皮疹,或出现原有的皮疹颜色变红,加重伴灼热、瘙痒或刺痛,皮损的严重程度与照射光的强度、距离及照射时间成正比。

黏膜受累也是 SLE 常见的临床表现，全身黏膜均可累及，口腔是最常见的受累部位，鼻部溃疡也有报道。SLE 的口腔溃疡通常为无痛性，可以是 SLE 的首发症状。

3.骨骼肌肉关节系统病变：肌肉和关节骨骼系统是 SLE 最常见累及的系统，53%～95%的患者有骨骼肌肉关节的症状，关节痛及关节肿胀是主要临床特征，也往往是 SLE 就诊的首发症状，常伴晨僵。几乎全身的关节均可累及，最易受累的是手近端指间关节，而膝关节、足关节、距小腿关节、腕关节均可累及。关节肿痛多呈对称性，有时与类风湿关节炎(rheumatoid arthritis,RA)难以鉴别。部分患者出现 Jaccoud 关节病，表现为可逆性关节半脱位。典型的 SLE 关节病变是非侵蚀性的。仅少数 SLE 患者可出现骨侵蚀，发展为类风湿关节炎样的侵蚀性关节炎。外周血清中类风湿因子可呈阳性，但一般滴度较低，X 线表现主要为软组织肿胀，皮质下囊性骨损等，但典型的类似于类风湿关节炎的侵蚀性改变罕见。SLE 的滑膜炎为轻到中等度炎症。SLE 患者滑膜病理检查发现，滑膜的病理变化是非特异性的，包括滑膜增生、滑膜表面纤维蛋白沉积、血管周围炎症细胞浸润等，病变特征难以与 RA 相鉴别，但一般无骨和软骨的明显破坏。自发性肌腱断裂是 SLE 少见的并发症，通常与男性、创伤、激素治疗和长病程有关。长期激素治疗的 SLE 患者出现单个关节症状时，应排除化脓性关节炎，关节腔穿刺及滑液培养有助于鉴别。

肌肉酸痛、无力是 SLE 的常见症状，少数患者可有肌酶谱的增高。临床表现可与多发性肌炎相似，多见于活动性 SLE。肌肉病变主要累及四肢近端肌肉，表现为肌痛及肌肉压痛。SLE 相关性肌炎的临床表现一般较原发性多肌炎轻，对激素的反应也较好。但对于长期服用糖皮质激素的患者，肌无力加重伴或不伴肌酶升高时都应排除激素所致的肌病。

缺血性骨坏死是 SLE 患者致残的主要原因，可发生于全身多个部位，通常见于负重关节，尤其是股骨头，其他如肱骨头、距骨、肩关节等也可累及，但不易诊断。SLE 患者中缺血性骨坏死的发生率为 5%～10%，对患者的生活质量影响严重。引起骨坏死的机制可能为供应骨髓的血供受阻。其发生可能与雷诺现象、血管炎、脂肪、激素的应用、抗磷脂综合征等有关，特别是长期应用较大剂量的激素与缺血性骨坏死的发生关系十分密切。X 线检查是诊断缺血性骨坏死最简单、最常用的方法，但不太敏感，不能发现早期的缺血性骨坏死。磁共振(MRI)是早期诊断缺血性骨坏死较理想的方法。SLE 患者在激素治疗过程中出现骨关节(尤其是髋关节)疼痛，而常规 X 线检查为正常时，应及时做 MRI 检查。

4.肾病变：SLE 肾损害又称狼疮性肾炎(lupus nephritis,LN)，临床表现轻重不一，从单纯的尿液检查异常到典型的肾炎或肾病综合征，直到终末期肾衰竭。狼疮性肾炎主要临床表现为蛋白尿、血尿、管型尿、白细胞尿、低比重尿、水肿、血压增高、血尿素氮和肌酐增高等，最主要的表现是不同程度的蛋白尿。镜下血尿也常见，肉眼血尿则少见。肾小管也常受损，表现为肾小管功能异常或间质性肾炎。肾小管间质改变包括间质炎症细胞浸润、肾小管萎缩和间质纤维化。肾小管间质累及的严重程度与肾预后相关。个别患者肾小管间质病变可以是狼疮性肾炎的唯一表现。

50%～70%的 SLE 患者有典型的肾累及临床表现，LN 是 SLE 发病和住院的主要原因，LN 相关的肾衰竭是 SLE 的主要死亡原因之一。

LN 的主要致病机制是免疫复合物沉积和原位免疫复合物形成，免疫复合物主要由 DNA 和抗 DNA 抗体构成，可能还包括核小体、染色质、层粘连蛋白、Clq、Ro(SSA)及泛素和核糖体的聚合物等。此外，补体异常激活、自身抗体直接作用、T 细胞介导的异常免疫反应也参与了 LN 的发病。

(1)肾病变的病理分型：LN 的病理分型对于预后的估计和治疗方案的确立具有积极意义。通常Ⅰ型和Ⅱ型的 LN 预后较好,Ⅳ型和Ⅵ型的预后较差。但 LN 患者的病理类型不是一成不变的,Ⅰ型和Ⅱ型有可能转变成较差的类型,而Ⅳ型 LN 在积极治疗后也可以预后良好。由于肾活检病理分型对治疗的指导意义重大,对有肾累及的狼疮患者应及时行肾穿刺以明确狼疮肾炎的病理类型。

(2)活动性损害和慢性损害:对肾活检标本,除了进行病理分型外,同时应当评估活动性损害和慢性损害指数。目前多应用 Ausin 等人于 1984 年提出的计分方法。活动性指数超过 12 分是进展为终末期肾衰竭的危险信号。

(3)肾炎活动性监测:LN 往往反复发作,但 SLE 患者的自觉症状通常不明显,因此,需要密切监测肾炎的活动性。虽然血清肌酐检测对肾炎活动性的敏感性不高,但仍可作为了解肾小球滤过率的监测指标。24 h 尿蛋白定量是临床上比较方便的指标,其严重程度可以代表肾小球毛细血管襻的受损程度。尿蛋白逐渐下降提示病情好转,迅速升高则提示疾病活动,但其影响因素较多,通常连续监测其变化趋势更有意义。抗 ds-DNA 抗体和补体 C3 及 C4 水平对监测 LN 活动性具有一定意义。

5.血液系统病变:血液系统异常在 SLE 中很常见,包括贫血、白细胞减少、血小板减少以及凝血系统异常。白细胞减少可能由疾病本身造成,也可能是治疗药物的不良反应。部分患者有淋巴结肿大和(或)脾大,有时需要进行淋巴结活检排除其他疾病。

SLE 患者在病程中多数可发生不同程度的贫血,有报道其贫血的发生率可高达 73%~90%,一般为中度贫血,少数表现为重度贫血。根据贫血发生的机制可分为两大类:免疫性贫血和非免疫性贫血,前者包括自身免疫性溶血性贫血、再生障碍性贫血,后者包括慢性病贫血、肾病变所致贫血以及缺铁性贫血。

自身免疫性溶血性贫血一般起病渐进,偶尔可出现溶血危象、Coombs 试验阳性、网织红细胞增高,其症状取决于贫血的程度,可表现头晕、乏力、发热、黄疸、尿色深黄、脾大。当发生急性溶血时可有发热、恶心、呕吐、腰痛及血红蛋白尿。由冷抗体引起的冷凝集素综合征主要表现遇冷时耳郭、鼻尖、指(趾)发绀,加温后即迅速消失。此外冷抗体尚可引起阵发性冷性血红蛋白尿,但临床上罕见。

SLE 并发再生障碍性贫血并不多见,多数需考虑药物因素导致,但也有少数报道认为系 SLE 本身所致。慢性病贫血发病机制不清,可能是慢性炎症刺激下单核巨噬细胞系统增生,活性增强,导致红细胞破坏增多,寿命缩短;单核巨噬细胞系统中铁释放异常,造成缺铁。

白细胞减少不仅常见,而且是病情活动的证据之一。粒细胞减少可能与血中抗粒细胞抗体和免疫复合物在粒细胞表面沉积有关。轻至中度粒细胞减少可无症状或表现为乏力、头晕,如发生粒细胞缺乏则常合并感染,以呼吸道最多见,重者可发展成败血症。淋巴细胞减少常见,往往提示与疾病的活动有关,可能与抗淋巴细胞抗体、淋巴细胞亚型比例的异常及淋巴细胞功能异常有关。SLE 患者有时出现白细胞升高,通常是并发感染或是应用糖皮质激素所致。

SLE 并发血小板减少最常见的原因是免疫介导的血小板破坏,可检测到抗血小板抗体阳性。重度血小板减少也不少见。血小板减少性紫癜可以是 SLE 的首发症状,甚至在其他症状出现前多年发生。高滴度抗核抗体阳性或抗 SSA/Ro 抗体阳性提示潜在 SLE 的可能。临床表现取决于血小板数量,如血小板计数低于 $50\times10^9/L$,可能出现皮肤散在瘀点、牙龈出血、鼻出血,在女性可表现为月经量增多;如血小板计数低于 $20\times10^9/L$,可有较明显出血倾向,或胃肠道、泌尿道出血,一且并发脑内出血,往往危及生命。血栓性血小板减少性紫癜并不常见,临床表现为发热、血小板减少性紫癜、微血管病性溶血性贫血、神经系统损害和肾损害,治疗主要应用糖皮质激素及血浆置换。

SLE患者由于其体内存在抗磷脂抗体和循环免疫复合物及抗DNA抗体而易致凝血异常,主要表现为血栓形成。少数SLE患者体内存在循环抗凝物质,可引起明显的出血,但临床十分少见。此外SLE患者偶见凝血酶原的缺乏,临床上有明显的出血倾向。

6.心血管系统病变:SLE心脏病变包括心包炎、心肌炎、心内膜及瓣膜病变等,可由疾病本身所致,也可能由长期服用糖皮质激素治疗所致。临床表现有胸闷、胸痛、心悸、心脏扩大、充血性心力衰竭、心律失常、心脏杂音等。多数情况下SLE的心肌损害不太严重,但是在重症的SLE,可伴有心功能不全,为预后不良指征。

急性渗出性心包炎是SLE多浆膜腔炎症的一种表现,可单独出现,亦可同时伴有胸膜炎,是SLE最常见的心血管表现。临床表现为呼吸困难、胸骨后疼痛、心包积液,多见于SLE病变活动期。心包积液量常呈少量至中等,通常为渗出性,蛋白含量高,糖含量正常,白细胞增多以多核细胞为多,亦有单核细胞。SLE原发性心肌受累者不多见,患者可有心悸、呼吸困难,心脏呈弥漫性扩大,伴有心前区杂音、奔马律及各种心律失常,心力衰竭。SLE伴急性心肌炎者须用激素治疗以缓解症状,多数患者对泼尼松的治疗反应较佳,临床表现为奔马律消失,心力衰竭明显改善。

SLE的瓣膜病变,最具有特征性的是"非典型性疣状心内膜炎",表现为在心内膜上有多个直径1～4 mm的疣状赘生物,多见于瓣膜两侧表面及游离缘、瓣叶交界处及瓣环上,很少附着在腱索、乳头肌或心房心室壁的内膜上。疣状赘生物系由增殖和蜕变的细胞构成,含有纤维蛋白、纤维组织、血小板血栓及苏木素小体。受累瓣叶上有肉芽肿组织、纤维素及局灶性坏死,可见淋巴细胞及浆细胞,最常见于二尖瓣后叶的心室侧。通常疣状心内膜炎不引起临床症状,但可以脱落引起栓塞或并发感染性心内膜炎。

SLE可以出现冠状动脉受累,表现为心绞痛和心电图ST-T改变,甚至出现急性心肌梗死,其发病率近年来逐渐增高,曾有女性患者<35岁患急性心肌梗死的报道。除SLE相关的冠状动脉炎外,长期使用糖皮质激素加速动脉粥样硬化和抗磷脂抗体导致动脉血栓形成,也可能是冠状动脉病变的重要原因。高血压在SLE患者中也常见,多数与SLE对肾的损害及激素治疗有关。少数情况下是同时有原发性高血压。长期高血压可导致心肌肥厚,造成充血性心力衰竭。

SLE患者的传导系统异常并非少见,心电图可表现为房室传导阻滞、束支传导阻滞及房性期前收缩等。抗Ro/SSA及抗La/SSB抗体可能与新生儿狼疮综合征的先天性完全性传导阻滞有关。

7.呼吸系统病变:肺和胸膜受累约占50%,胸膜炎和胸腔积液是SLE常见的表现,是最常见的呼吸系统症状,有时可以是SLE首发症状。胸腔积液常为渗出液,临床表现为胸痛、呼吸困难和咳嗽,积液通常为双侧均匀分布,但有时也可出现在单侧。

急性狼疮性肺炎并不常见,临床表现为咳嗽、呼吸困难、低氧血症和发热。影像学表现为肺部浸润,可为单侧或双侧,组织学检查包括肺泡壁损伤和坏死、炎症细胞浸润、水肿、出血及透明膜形成,也可出现微血管炎。SLE并发弥漫性出血性肺泡炎病死率极高,多见于高度活动的SLE患者,出血量从少量到大量、慢性到急性致命性不等,慢性少量出血者临床可以没有咯血,仅在X线上表现为弥漫性肺泡浸润,甚至纤维化,很难诊断,短期内血细胞比容和血红蛋白下降可以是重要指标。病理改变主要为弥漫性肺泡内出血伴大量红细胞、含铁血黄素的巨噬细胞,以及肺泡间隔增厚透明膜形成，Ⅱ型肺泡上皮细胞增生。

SLE患者还可出现肺动脉高压、肺梗死、肺萎缩综合征。肺萎缩综合征表现为肺容积的缩小，横膈上抬，盘状肺不张，呼吸肌功能障碍，而无肺实质、肺血管的受累，也无全身性肌无力、肌炎、血管炎的表现。

SLE相关肺间质性病变急性和亚急性期主要表现为肺间质毛玻璃样改变，慢性期主要表现为慢性肺间质纤维化，临床症状为活动后气促、干咳、低氧血症，肺功能检查常显示弥散功能下降。组织学表现不具有特异性，可见不同程度的慢性炎症细胞浸润、支气管周围淋巴组织增生、间质纤维化和Ⅱ型肺泡细胞增殖。少数病情危重者、伴有肺动脉高压者或血管炎累及支气管黏膜者可出现咯血。肺HRCT是检测肺间质改变的有效手段，可发现有肺小叶间隔增厚、毛玻璃样改变、蜂窝肺样改变等不同程度的病变。

8.神经系统病变：SLE可以累及中枢和外周神经系统，又称神经精神狼疮（NPSLE）。脑血管炎是病变的基础。NPSLE临床表现多种多样，ACR在1999年总结了SLE患者的各种神经精神症状，归为共计19种临床表现，包括中枢神经系统的无菌性脑膜炎、脑血管病、脱髓鞘综合征、头痛（包括偏头痛和良性颅内高压）、运动失调（舞蹈症）、脊髓病、癫痫发作、急性精神错乱状态、焦虑、认知障碍、情绪失调、精神病等12种表现和周围神经系统的急性炎性脱髓鞘性多神经根病（Guillain-Barre综合征）、自主神经系统功能紊乱、单神经病变（单发或多发）、重症肌无力、脑神经病变、神经丛病变、多发性神经病变等7种表现。已经发现多种自身抗体与NPSLE发病相关，包括抗神经元抗体、抗神经节苷脂抗体、抗核糖体P蛋白抗体等，多与弥漫性高级皮质功能障碍相关表现有关。另一类重要的自身抗体是抗磷脂抗体、抗β_2糖蛋白抗体等，可通过诱发凝血系统功能异常，导致微血管病变、脑血栓形成、出血等中枢神经系统表现，在治疗上应有所侧重。横贯性脊髓炎在SLE中并不多见，临床表现为出现感觉平面、截瘫、括约肌功能障碍、病理征阳性等。

约40%的SLE患者在发病初期或初次诊断SLE时即有神经精神症状。重症NPSLE是SLE患者死亡的重要原因之一，临床表现包括脑血管意外、昏迷、癫痫持续状态等。NPSLE的临床表现并无特征性，除SLE外，其他因素如脑内感染、药物、高血压、代谢性因素均可有相似的表现，因此，在确诊前必须排除这些原因。脑脊液检查在NPSLE中并无特征性改变，但对排除颅内感染十分必要。此外，脑电图、影像学（尤其是MRI检查）也有助于诊断NPSLE。

9.消化系统病变：有25%～40%的SLE患者出现消化系统症状，临床表现包括厌食、恶心、呕吐、腹痛、腹泻或便秘，其中以腹泻较常见，慢性腹泻可以是SLE患者主诉，可伴有蛋白丢失性肠病，并引起低蛋白血症。但这些症状也常与药物有关，水杨酸盐、非甾体抗炎药、抗疟药、皮质激素和细胞毒性药物均可诱发，应注意鉴别。

活动期SLE可出现肠系膜血管炎，其表现包括上消化道出血、便血、腹腔积液、麻痹性肠梗阻，腹膜受累时有浆膜炎、粘连或自发性出血等。临床上以腹痛、腹腔积液及急腹症为主要表现，有时甚至被误诊为胃穿孔、肠梗阻而手术探查。SLE并发肠系膜血管炎患者不及时诊断、治疗，可致肠坏死、穿孔，造成严重后果，通常需增加糖皮质激素剂量以控制病情，其病理基础是血管炎，累及上消化道及结肠和小肠的黏膜下血管和（或）肠系膜大小血管，甚至小动脉，可类似结节性多动脉炎。肠系膜血管炎患者偶尔可出现肠系膜血栓和梗死的急性表现，多与抗磷脂抗体有关。SLE引起的浆膜炎、胰腺炎或胃肠血管炎多数不一定要手术治疗，同时由于治疗肠系膜血管炎糖皮质激素需要量较大，贸然进行手术治疗往往造成术后恢复困难。腹部手术，尤其是急诊手术对病变活动期及使用激素中的患者来说,并发症和伤残率均高于对照。但对出血难止及梗死穿孔等情况需及时手术以挽救生命,如肠梗死或穿孔。有时这些症状往往会被疾病本身或激素作用所掩盖,以致错失手术时机导致死亡。当SLE有明显的全身病情活动,同时伴有胃肠道症状和腹部压痛和(或)反跳痛,在排除感染、电解质紊乱、药物、并发其他急腹症等因素后,应考虑本病。腹部CT可表现为小肠壁增厚伴水肿,肠襻扩张伴肠系膜血管强化等间接征象。

SLE相关胰腺炎并不多见,由血管炎和血栓形成引起,但应注意有时淀粉酶升高可能与治疗药物如激素有关。SLE相关胰腺炎多有其他系统累及,对增加激素用量通常有良好反应。SLE患者还常见谷丙转氨酶增高,血清白蛋白水平降低、球蛋白水平及血脂水平升高等,严重肝功能损害少见。SLE食管受累少见,临床表现包括蠕动减少和吞咽困难等,可能与雷诺现象和抗核糖体蛋白抗体有关。

10.眼部:SLE患者出现眼部受累比较普遍,常见于急性活动期,常同时伴有其他系统的活动性损害。眼部受累以视网膜为主,少数视力障碍。视网膜病变主要是棉絮状白斑及视网膜内层出血,常伴有视盘水肿及其周围的视网膜水肿,视网膜静脉充盈迂曲扩张。当患者存在高血压时,尚可伴有高血压视网膜病变。

视网膜血管阻塞性疾病是SLE视力下降的重要原因,甚至导致失明。视网膜中央动脉或其分支可发生阻塞,最常见的是多个动脉阻塞的多灶性病变,眼底荧光血管造影显示视网膜毛细血管广泛无灌注区,受累动脉管径变细,形成无灌注的白色区。视网膜中央静脉或其分支也可发生阻塞,但较少见。严重的视网膜血管阻塞,常与NPSLE密切相关,可能与狼疮抗凝物、抗磷脂抗体、抗神经元抗体等自身抗体有关,这可能是两者发病的共同基础。

其他眼部受累包括结膜炎、葡萄膜炎、眼底改变、视神经病变等。眼底改变包括出血、视盘水肿、视网膜渗出等,视神经病变可以导致突然失明。此外眼眶炎症可引起眼球突出、眼睑水肿、结膜充血及水肿,以及眼球运动受限。

第四节　实验室检查

1.常规检查:SLE活动期可出现血细胞异常,包括血小板减少、白细胞减少及血红蛋白下降。尿蛋白阳性、红细胞尿、脓尿、管型尿等提示肾受累。血细胞沉降率(ESR)的增快多出现在狼疮活动期,稳定期狼疮患者的血沉大多正常或仅轻度升高。由于ESR监测方便,敏感性较高,通常将其作为临床上评估SLE活动性的指标之一。但应注意,ESR影响因素众多,特异性差,其他多种情况如感染、女性经期及妊娠、组织损伤、恶性肿瘤等均可有ESR升高,故SLE患者的ESR升高应考虑有无其他因素干扰。有时SLE活动时,ESR也可正常。血清C反应蛋白(CRP)水平通常正常,并发关节炎患者可升高,当CRP水平明显升高时,应注意SLE并发感染的可能性。SLE患者常有免疫球蛋白升高,通常为多克隆性,γ球蛋白的升高较为显著。补体C3及C4水平与SLE活动性呈负相关,有助于SLE的诊断,同时可作为判断疾病活动性的监测指标之一。

2.自身抗体:系统性红斑狼疮的特征是B细胞高度活化并产生大量的自身抗体,最终导致组织损害。在临床诊断SLE多年前就可出现自身抗体的异常,因此,自身抗体的检测对SLE的诊断十分重要,也是评估SLE活动性的重要指标。

免疫荧光抗核抗体(IFANA)检查通常是诊断 SLE 和其他系统性自身免疫病的第一步,其检测方便,且灵敏度高,诊断敏感性约 95%。因此,ANA 检测是 SLE 的筛选指标,ANA 阴性的患者仅有不到 3% 的概率患有 SLE,ANA 阴性有助于排除 SLE 诊断。但当存在典型的 SLE 临床表现时,不能单因抗核抗体阴性排除 SLE 诊断。另一方面,ANA 特异性较差,仅为 10%~40%,在其他多种疾病,如系统性硬化症、类风湿关节炎、多发性肌炎、皮肌炎、自身免疫性肝炎和甲状腺炎、感染及肿瘤等均可出现 ANA 阳性,ANA 还与年龄相关,65 岁以上也可出现低滴度的 ANA 阳性。

抗 DNA 抗体分为抗单链 DNA 抗体和抗双链 DNA 抗体。除 SLE 外,抗单链 DNA 抗体还可在药物性狼疮、其他多种免疫性疾病及正常老年人中检出,无特异性,临床价值不大。抗双链 DNA 抗体的敏感性约 70%,同时对 SLE 特异性较高,可达 95%,是 SLE 的特异性抗体之一。抗双链 DNA 抗体滴度通常与 SLE 疾病活动性密切相关,是 SLE 活动性的监测指标之一。有研究认为,抗双链 DNA 抗体的一个亚群与狼疮性肾炎的发病相关,且与肾炎活动性呈正相关。

抗 nRNP 抗体是抗核内核糖蛋白的抗体,除 SLE 外,还可出现在其他多种自身免疫病,常与雷诺现象、肌炎、指端硬化有关。抗 Sm 抗体主要在 SLE 中出现,是 SLE 的标记性抗体,特异性高达99%,但敏感性较差,见于 10%~30% 的 SLE 患者,对早期、不典型 SLE 诊断有很大帮助。分子生物学研究表明,Sm 和 nRNP 是同一分子复合物(RNA-蛋白颗粒)的不同抗原位点,因包含位点不同,抗 Sm 抗体与抗 nRNP 抗体通常一起出现,几乎没有出现仅抗 Sm 抗体阳性而抗 nRNP 抗体阴性的现象,而抗 nRNP 抗体阳性,抗 Sm 抗体可以阴性。

抗核糖体 P 蛋白抗体在 SLE 诊断中特异性较高,但敏感性低于抗双链 DNA 抗体和抗 Sm 抗体,回顾性研究提示,抗核糖体 P 蛋白抗体与 SLE 的神经精神系统异常有关。抗 SSA 抗体和抗SSB 抗体在 SLE 及其他结缔组织病中都可增高,与新生儿狼疮和先天性传导阻滞有关。

其他 SLE 常见的自身抗体还包括:对 SLE 诊断有较好敏感性和特异性的抗核小体抗体和抗膜 DNA(mDNA)抗体;与抗磷脂抗体综合征有关的抗磷脂抗体(包括抗心磷脂抗体、抗 β_2 糖蛋白 1 抗体和狼疮抗凝物);与溶血有关的抗红细胞抗体;与血小板减少有关的抗血小板抗体等。类风湿因子升高在 SLE 中也很常见。

第五节　诊断与鉴别诊断

一、诊断

SLE 的临床表现复杂多样,对存在多系统损害的临床表现伴有自身免疫异常的患者,应考虑SLE 的可能。SLE 的诊断需要结合患者临床症状、体格检查及实验室检查结果进行综合判断。目前常用的是 1997 年美国风湿病学会(ACR)修订的系统性红斑狼疮分类标准。符合该分类标准 11项中的 4 项或 4 项以上,可以诊断 SLE,其敏感性和特异性均>90%。2009 年美国 ACR 公布了关于 SLE 的新的分类修订标准,分别包括临床标准和免疫学标准。确诊条件为:①肾病理证实为狼疮肾炎并伴 ANA 或抗 ds-DNA 阳性;②临床及免疫指标中有 4 条以上符合(至少包含 1 项临床指标和 1 项免疫学指标)。此标准与 1997 年 ACR 修订的标准比较,更加明确了一些临床表现的定义,并细化了免疫学指标,同时强调了肾病理的重要性。该标准敏感性 94%,特异性 92%。

对存在典型临床表现和自身抗体异常的患者,SLE诊断不难作出。但SLE的早期诊断并不容易。一方面部分患者早期起病隐匿,首发症状不典型容易与其他疾病相混淆;另一方面,部分患者临床表现较轻或缺乏多系统损害,临床医生重视不足。SLE的首发症状变化不一,约50%患者表现为关节炎,约20%表现为皮肤损害,此外,发热、乏力、消瘦、浆膜炎、雷诺现象、血液系统损害等均可作为SLE的首发症状。临床医生面对一些反复持续难以用其他疾病解释的病情或虽经积极治疗但疗效仍然不佳的情况以及多系统损害应当提高对SLE的警惕,尽早进行自身抗体的检测。

SLE的诊断目前仍然主要是临床诊断,ACR关于SLE的分类标准是一种人为的标准。轻度的SLE在疾病早期阶段,由于其临床表现不典型,诊断困难较大,严格遵守ACR分类标准容易漏诊许多患者。

早期诊断和早期治疗是改善SLE预后的重要因素。所以,对不足ACR分类4项标准的患者不应轻易排除SLE诊断。对有典型临床症状或实验室异常但不符合本病分类标准诊断的患者,应密切随访观察。另一方面,SLE的很多临床表现及实验室检查异常并非SLE所特有,同时符合4项分类标准的患者并非一定是SLE。因此,在诊断SLE前,应当排除其他可能的疾病如感染、代谢性疾病、恶性疾病、其他自身免疫性疾病等。

二、鉴别诊断

SLE的临床表现多种多样,鉴别诊断主要取决于患者的具体表现。

1.类风湿关节炎:类风湿关节炎关节症状与SLE关节症状相似,均为对称性,好发于双手小关节。但SLE患者的关节症状如疼痛、肿胀、晨僵通常较类风湿关节炎患者为轻,持续时间较短。类风湿关节炎患者关节改变为侵蚀性,存在骨侵蚀骨破坏,而SLE患者的关节改变通常为非侵蚀性的,症状缓解后关节畸形少见,影像学可以鉴别。此外,SLE患者除关节症状外,可有特征性皮疹,肾累及多见,ANA及抗ds-DNA抗体阳性,类风湿关节炎患者这些表现较少。

2.多发性肌炎和皮肌炎:SLE患者可出现肌无力、肌痛、肌酸激酶升高等表现,临床类似多发性肌炎和皮肌炎。但SLE肌痛症状通常较轻,肌酸激酶通常仅轻度升高,面部皮疹以蝶形皮疹为特征;而多发性肌炎和皮肌炎肌电图可有正锐波、纤颤电位等较特异性表现,通常缺乏肾系统、神经系统等其他多系统损害证据,皮肌炎可有Gottron皮疹、眶周皮疹等特征性皮疹,自身抗体阳性率也远较SLE为少。少数患者可同时具有SLE和多发性肌炎或皮肌炎的特征性表现,通常诊断为重叠综合征。

3.混合性结缔组织病(MCTD):MCTD临床表现有雷诺现象、关节痛、肌炎及肾、心、肺、神经系统等受累表现,ANA高滴度阳性,有时与SLE较难鉴别。但MCTD双手肿胀、肌炎、食管受累更多见,抗U1RNP抗体高滴度阳性,而缺乏抗Sm抗体和抗ds-DNA抗体。严重的肾受累和神经系统受累少见。

4.血液系统恶性疾病:血液系统恶性疾病临床可表现为发热、肝脾大、淋巴结肿大、血液系统的异常改变,根据肿瘤细胞所在部位不同而有不同的系统受累表现,临床表现有时与SLE相似,也可出现ANA等自身抗体和免疫球蛋白升高,给鉴别诊断带来困难。但SLE患者淋巴结肿大通常很少超过2cm,免疫球蛋白为多克隆性升高。鉴别最主要的证据是组织病理检测。对临床不能排除血液系统恶性疾病的患者应及早进行骨髓检测和淋巴结以及受累组织的活检,有时需反复进行。

5.药物性狼疮(drug-induced lupus,DIL):药物性狼疮指服用某些药物后临床上出现关节痛、皮疹、发热、浆膜炎,血中出现抗核抗体、抗组蛋白抗体的一种临床综合征。近50年来陆续发现多种可诱发狼疮样症状的药物,常见的有肼屈嗪、普鲁卡因、异烟肼、硫安布新(二苯硫脲)与细胞因子、氯丙嗪、卡马西平、保泰松、呋喃妥因、米诺环素、青霉胺、左旋多巴、谷氨酸、IFN-α及碳酸锂、可乐定、维拉帕米等。诊断时需确认用药和出现临床症状的时间(如几周或几个月)。药物性狼疮的发病机制不明,它的出现与所用药物、遗传素质和免疫异常等多种因素有关。

常见症状有发热、不适、消瘦、多关节痛、肌肉痛、皮疹、胸膜炎、心包炎、肝脾大。但通常较系统性红斑狼疮患者的病情为轻,中枢神经与肾损害罕见,但可存在药物的神经毒性,伴发脑卒中、老年痴呆等。面部红斑、光过敏、口腔溃疡、脱发均少见。药物性狼疮可出现自身抗体,但抗核抗体谱相比SLE更局限,抗组蛋白抗体是药物性狼疮常见的特异性抗体,抗单链DNA抗体也常出现,有时有抗磷脂抗体阳性,而抗ds-DNA抗体、抗Sm抗体、抗SSA抗体及抗SSB抗体和补体减少罕见。对于药物性狼疮应及早诊断,及时停药。一般无须特殊治疗,停药数天或数周后狼疮症状即可消失,但血清学异常可持续较长时间甚至数年。对极少数停药后临床症状不消退者,可以采用阿司匹林、吲哚美辛、布洛芬等非甾体类抗炎药,对有胸膜炎及心包炎等病情严重者,可采用适量肾上腺皮质激素治疗。

第六节 疾病活动性评估

SLE呈慢性病程,目前尚无根治方法,绝大多数SLE患者需要进行长期治疗和随访。在SLE病程中,常出现不同程度的病情加重和复发,因此,评估SLE疾病活动性对判断患者的长期预后和临床治疗十分重要。及时进行病情评估以选择恰当的治疗方案可以避免延误治疗而造成组织损伤或是过度治疗而诱发的药物相关并发症。

SLE临床和发病机制的复杂性造成了对SLE活动性的监测困难,尤其是在并发感染、治疗药物相关影响、电解质紊乱等情况时。一些指标的变化与SLE活动性相关,如抗双链DNA抗体、补体水平、尿蛋白定量增加或下降等,但任何单一的指标均不能全面反映SLE的活动性。因此,需要结合多种指标构成一个评估系统,才能更准确全面地评估SLE活动性。评估某一特定患者疾病活动度时还需要考虑该患者既往活动时的表现和检查结果。目前国际上常用的几个SLE活动判定标准包括SLEDAI、SLAM及BILAG等。这些评估工具各有侧重,其中我国以SLEDAI最为常用,其总分为105分,其优点是临床操作简单易行,缺点是可能忽略轻中度的临床症状而影响敏感性。

第七节　治疗

1.治疗原则:SLE 目前没有根治的办法,但恰当的治疗可以使大多数患者达到病情的完全缓解。治疗原则强调早期治疗、个体化方案及联合用药。早期诊断和早期治疗十分重要,可以避免或延缓不可逆的组织脏器病理损害,并改善 SLE 的预后。对明确 SLE 诊断的患者应当进行疾病活动性的评估,准确判断疾病轻重程度。对中重度 SLE 治疗通常分为两个阶段,即诱导缓解和维持治疗。诱导缓解阶段目标是使用强化免疫治疗以控制急性发作,诱导疾病缓解;维持治疗阶段目标是将症状控制在可接受水平,预防复发,同时避免进一步的脏器损伤和治疗药物相关的并发症。必须对患者进行宣传教育,使其正确认识疾病,消除恐惧心理,明白规律用药的意义,懂得长期随访的必要性。避免过多的紫外线暴露。

2.轻型 SLE 的药物治疗:部分 SLE 患者主要内脏器官(肾、血液、心脏、肺、消化、神经系统等)功能正常或稳定,仅表现为光过敏、皮疹、关节炎等症状。这些患者病情临床稳定或仅有轻微疾病活动,呈非致命性。通常其治疗药物选择包括非甾体抗炎药、抗疟药和小剂量糖皮质激素。非甾体抗炎药可用于控制关节炎症状,应注意其消化道溃疡、出血、肾、心、肝功能等方面的不良反应,通常应用于胃肠道、肾及心血管系统低风险的患者。抗疟药包括氯喹和羟氯喹,对皮疹和光敏感有效,且具有控制 SLE 病情活动的作用。不良反应主要为眼底病变,其中羟氯喹对眼部影响更小。对应用抗疟药超过 6 个月的患者,应当定期检查眼底。通常应用小剂量糖皮质激素即可减轻症状。对病情控制不理想的患者在评估风险后可联合应用硫唑嘌呤和甲氨蝶呤等免疫抑制药。但应注意,部分轻度 SLE 如治疗不规范,随时间发展,有可能进展为中到重型 SLE,故仍应定期随访,调整治疗方案。

3.中重型 SLE 的治疗:中重型 SLE 指存在主要脏器受累并影响其功能,或广泛的非主要脏器(如皮肤)受累且常规治疗无效的 SLE。糖皮质激素治疗疗效不佳或不能减到可以长期维持的合适剂量。这些患者通常需要较积极的治疗策略,糖皮质激素联合应用免疫抑制药以控制病情。治疗主要分为两个阶段,即诱导缓解和维持治疗。诱导缓解目的在于迅速控制病情,阻止或逆转内脏损害,力求疾病完全缓解(包括血清学指标、症状和受损器官的功能恢复),但应注意过度免疫抑制诱发的并发症,尤其是感染。因病情以及患者对激素敏感性的不同,糖皮质激素剂量差异很大,通常为 1 mg/(kg·d),有时需要达到 2～3 mg/(kg·d)。部分 SLE 患者出现一些短期内即可威胁生命的狼疮表现,包括急进性肾炎、严重自身免疫性溶血性贫血、重度血小板减少、神经精神狼疮、狼疮并发肺泡出血、严重的狼疮心肌累及、严重的狼疮性肺炎、严重狼疮性肝炎、严重血管炎等,又称狼疮危象,需要大剂量激素冲击治疗。维持治疗阶段目标是用最少的药物防止疾病复发,在维持患者完全缓解的基础上尽量减少治疗药物相关并发症。多数患者需终身用药,因此长期随访是治疗成功的关键。

4.狼疮性肾炎的标准化治疗:肾是 SLE 最常累及的脏器之一,肾损害是影响 SLE 预后的极为重要的因素,也是 SLE 患者死亡的主要原因之一。虽然近年来 SLE 的治疗有了很大进展,SLE 患者的预后有所改善,但 SLE 相关的终末期肾病的发生率并无明显下降。在总结了多个临床试验(包括回顾性和前瞻性,部分为随机的)的结果后,结合文献及专家意见,ACR 于 2012 年提出了新的狼疮性肾炎治疗推荐指南意见,其主要原则介绍如下:首先,除非有明确的禁忌证,具有活动性狼疮性肾炎临床证据的患者应当在治疗前进行肾活检,进行肾病理分型以指导治疗。肾活检不仅可以评估肾小球病变的情况,还可以评估肾活动性和慢性损害程度以及肾间质和血管损害情况。此外,肾活检有助于鉴别一些其他疾病引起的肾损害。

作为狼疮性肾炎的基础治疗,ACR 推荐联合应用羟氯喹,在一项前瞻性的研究中,羟氯喹可使 SLE 的疾病复发率更低,且可减少器官损害包括肾损害。对所有蛋白尿>0.5 g/d 的患者,应当使用拮抗肾素-血管紧张素系统的药物,如血管紧张素转化酶抑制药和血管紧张素 Ⅱ 受体阻断药等药物。狼疮性肾炎患者的血压控制也十分重要,控制目标推荐为 130/80 mmHg,严格控制血压有助于延缓肾损害的病程。

在进行肾病理分型后,针对 Ⅰ 型和 Ⅱ 型狼疮性肾炎通常无须免疫抑制药治疗。Ⅲ 型和 Ⅳ 型狼疮肾炎的患者发展为终末期肾病的风险较高,因此需要积极治疗。诱导缓解期的治疗方案为激素联合免疫抑制药,免疫抑制药推荐首先选择霉酚酸酯(MMF)或环磷酰胺(CTX)静脉应用。对有生育要求的患者,MMF 更为适用。对 Ⅴ 型狼疮性肾炎的患者推荐激素联合 MMF 治疗。对 Ⅴ 型叠加 Ⅲ 型或 Ⅴ 型叠加 Ⅳ 型的患者,治疗方案参照 Ⅲ 型与 Ⅳ 型狼疮性肾炎治疗方案。除非在 3 个月有明显恶化的临床证据,如明显增加的蛋白尿和(或)显著升高的肌酐,通常诱导期治疗疗程为 6 个月,6 个月后疗效不佳,可更换治疗方案。

ACR 提供的是治疗指导意见,结合我国治疗的实际经验,对活动性明显的 Ⅳ 型狼疮性肾炎以及大量蛋白尿的 Ⅴ 型狼疮性肾炎,笔者仍推荐首先选择 CTX 治疗。此外,ACR 推荐在治疗开始阶段给予甲泼尼龙 500~1 000 mg/d 的激素冲击治疗,随后减到 0.5~1 mg/(kg·d),但在国内,除非有急进性肾炎表现,考虑到激素冲击的风险,一般不建议应用,而建议给予 1 mg/(kg·d)的激素剂量治疗。

5.治疗药物

(1)糖皮质激素:糖皮质激素可以同时下调固有免疫和获得性免疫应答,减少细胞因子产生,抑制细胞增殖和促进 T 细胞及 B 细胞的凋亡,对免疫细胞的许多功能及免疫反应的多个环节均有抑制作用,能够减少抗体的生成,超大剂量则可有直接的淋巴细胞溶解作用。糖皮质激素具有强大的抗炎作用和免疫抑制作用,是 SLE 短期治疗中最重要和最有效的药物,也是治疗 SLE 的基础药。

通常对内脏功能有明显损害的标准剂量为 0.5~1 mg/(kg·d),但不同病情、不同个体对激素的敏感性有差异,临床用药剂量应个体化,并根据治疗效果调整激素用量,有时激素用量可达 2~3 mg/(kg·d)。在病情稳定后逐渐缓慢减少激素用量,病情允许时,激素维持剂量尽量<10 mg/d 以减少激素相关不良反应。激素减量过程中应当注意监测疾病活动情况,保证疾病得到稳定的控制,避免因激素减量过快引起的病情反复,同时根据病情及时加用免疫抑制药以更快地诱导病情缓解及巩固疗效,避免长期使用较大激素剂量导致的不良反应。对有重要脏器受累,病情进展迅速,乃至出现狼疮危象的患者,可以使用大剂量激素冲击治疗(甲泼尼龙 500~1 000 mg/d,连续 3 d 为 1 个疗程),激素冲击治疗可以解决急性期症状,在随后的治疗中应有一定量的激素与免疫抑制药配合使用,否则病情容易反复。

由于激素的免疫抑制作用以及联合免疫抑制药治疗,SLE 患者容易发生感染。严重感染已成为 SLE 患者死亡的主要原因之一,临床医生在治疗期间应密切观察有无继发感染发生,如有感染应及时给予相应的抗感染治疗。多数 SLE 患者需长期应用激素治疗,应注意保护下丘脑—垂体—

肾上腺轴,尽量避免使用对其影响较多的地塞米松等长效激素,长期使用避免突然停药。对长期使用激素治疗的 SLE 患者,其肾上腺皮质功能不足,对应激的反应性差,在遇到各种应激情况如手术时应适当增加激素剂量。

骨质疏松是长期应用激素常见的并发症,在使用激素时即应采取预防措施。其他不良反应包括高血糖、中心性肥胖、肾上腺功能不足、乏力、肌无力、满月脸、皮肤毛细血管扩张、月经失调、生长障碍、性腺发育延迟、蛋白质分解增多、负氮平衡、中枢神经系统兴奋作用(激素相关性精神病)、青光眼、白内障、水钠潴留、低钾、高血压等。

(2)抗疟药:羟氯喹和氯喹是 SLE 治疗中广泛应用的药物,并不属于免疫抑制药,可能通过影响粒细胞的吞噬功能和迁移,稳定溶酶体发挥作用。羟氯喹不良反应较氯喹小,因而更常用,有助于稳定 SLE 病情和减少激素的不良反应。目前认为,羟氯喹可使 SLE 的疾病复发率更低,且可减少器官损害,除非有明确的禁忌证,建议成为 SLE 治疗的常规用药。氯喹剂量为 0.25 g/d,羟氯喹为 0.2～0.4 g/d。不良反应包括头晕、皮疹和皮肤发痒、恶心、呕吐、腹泻以及腹痛等。对视网膜的损伤是应用抗疟药须注意的不良反应,表现为视力下降、视野缺损。需要定期眼科随访,发现症状及早停药后多可恢复。

(3)免疫抑制药物

1)环磷酰胺(CTX):环磷酰胺是主要作用于 S 期的细胞周期非特异性烷化剂,通过影响 DNA 合成发挥细胞毒作用和强大的免疫抑制作用。环磷酰胺对体液免疫的抑制作用较强,可以抑制 B 细胞增殖和抗体生成。环磷酰胺与激素联合治疗能有效地诱导疾病缓解,阻止和逆转病变的发展,改善远期预后。环磷酰胺是 SLE 诱导缓解治疗最常选择的药物,也是狼疮性肾炎标准化治疗的药物之一,对血管炎、神经系统病变、急性出血性肺泡炎等多种狼疮重症表现均有效。但环磷酰胺不良反应较多,很少用于 SLE 维持期的治疗。

目前普遍采用的标准环磷酰胺治疗方案是 0.5～1.0 g/m²(体表面积),静脉滴注,每月 1 次。欧洲推荐 0.5 g/m²,每 2 周 1 次。我国的研究证明,0.4 g/m²,每 2 周 1 次,有较好的疗效及安全性。由于不同患者对环磷酰胺的敏感性存在个体差异,治疗时应根据患者的具体情况,掌握好剂量、冲击间隔期和疗程,既要达到疗效,又要避免不良反应。

由于环磷酰胺的药理作用,白细胞下降比较常见,谷丙转氨酶升高也常见,但通常是可逆性的。环磷酰胺会降低机体免疫力,使患者易于发生感染,并增加机会性感染发生率。用药期间应密切监测白细胞和肝功能,白细胞下降和并发感染时应暂缓应用,待白细胞升至正常及感染控制后再应用。

环磷酰胺另一重要的不良反应是性腺抑制(尤其是女性的卵巢衰竭),与环磷酰胺的累积剂量及患者年龄相关,对有生育要求的女性应当慎重考虑。其他常见的不良反应为胃肠道症状,包括恶心、呕吐、胃痛、腹泻以及骨髓抑制、皮肤颜色变深、脱发等,出血性膀胱炎也较常见,少见远期致癌作用。出血性膀胱炎、膀胱纤维化和膀胱癌在长期口服 CTX 治疗较常见,而在间歇 CTX 冲击治疗少见。

2)霉酚酸酯(MMF):霉酚酸酯为次黄嘌呤单核苷酸脱氢酶抑制药,可抑制嘌呤从头合成途径,从而抑制淋巴细胞活化,抑制 T 细胞及 B 细胞增殖。多项大规模随机临床对照研究表明,MMF 在诱导治疗阶段与 CTX 疗效相当,而肝功能损害、骨髓抑制、性腺抑制等不良反应较少,已在狼疮性肾炎治疗中推荐为标准治疗药物之一,亚洲人群常用剂量 1.5～2 g/d。MMF 既可作为诱导缓解期治疗药物,也可作为维持期治疗药物。MMF 耐受性良好,不良反应主要有胃肠道症状,包括恶心、腹泻、呕吐、胃灼热、便秘和胃痛,一些患者会发生白细胞减少。由于 MMF 也具免疫抑制作用,这使得患者易于发生感染,MMF 相关的机会性感染也应重视,有报道器官移植患者应用 MMF 可增加巨细胞病毒(CMV)感染机会。

3)硫唑嘌呤:硫唑嘌呤为嘌呤类似物,可通过抑制 DNA 合成发挥淋巴细胞的细胞毒作用。用法为 $2 \sim 3$ mg/(kg·d),通常用于 SLE 经诱导缓解治疗后的维持期治疗。目前研究认为,硫唑嘌呤具有妊娠安全性,可用于育龄期妇女。

硫唑嘌呤的不良反应主要发生在血液系统和胃肠道,偶可发生胰腺炎和胆汁淤滞性肝炎,继发感染和肿瘤的风险也应引起重视。少数对硫唑嘌呤极敏感者用药后短期就可出现严重脱发和造血危象,引起严重粒细胞和血小板缺乏症,这可能与巯基嘌呤甲基转移酶活性有关。轻者停药后血象多在 $2 \sim 3$ 周内恢复正常,重者则需按粒细胞缺乏或急性再生障碍性贫血处理,这类患者以后不宜再用硫唑嘌呤。故 SLE 患者首次应用硫唑嘌呤时,应密切监测白细胞,通常每周 1 次,连续 $4 \sim 5$ 次,如发现白细胞下降则及时停药。

4)他克莫司:他克莫司是 T 淋巴细胞特异性的钙调神经磷酸酶抑制药,免疫抑制作用比环孢素强 $10 \sim 100$ 倍。他克莫司通过抑制钙调神经磷酸酶活性,降低 IL-2、IL-3、IL-4、IFN-γ 等细胞因子的转录水平,抑制活化 T 淋巴细胞核因子的活性,从而抑制 T 淋巴细胞的活化。原用于器官移植术后的移植物排斥反应,后扩展到肾小球疾病。尽管许多文献都显示,他克莫司在 SLE 诱导缓解和维持期均有良好的疗效,但其潜在肾毒性限制了它的使用。目前通常作为 SLE 治疗的二线选择药物,常用起始剂量 0.05 mg/(kg·d),血药浓度控制在 $5 \sim 10$ ng/mL。应用中应密切监测肾功能和血压。

5)甲氨蝶呤(MTX):甲氨蝶呤是二氢叶酸还原酶拮抗药,通过抑制核酸的合成发挥细胞毒作用。MTX 疗效不及环磷酰胺冲击疗法,通常对有主要脏器累及的患者不考虑使用。MTX 长期用药耐受性较佳,主要用于关节炎、肌炎、浆膜炎和皮肤损害为主的 SLE 患者,常用剂量为 $10 \sim 15$ mg,每周 1 次。MTX 的不良反应有胃肠道反应、口腔黏膜糜烂、肝功能损害、骨髓抑制,偶见甲氨蝶呤导致的肺炎和肺纤维化。MTX 相关的口腔黏膜糜烂有时可能与 SLE 病情活动时的口腔黏膜病变相混淆。

6)环孢素 A(CsA):环孢素 A 可特异性抑制 T 淋巴细胞白细胞介素 IL-2 的产生,发挥选择性的细胞免疫抑制作用,是一种非细胞毒免疫抑制药。对部分狼疮性肾炎,血液系统累及治疗有效,常用剂量 $3 \sim 5$ mg/(kg·d)。环孢素 A 主要不良反应是肾损害、高血压、头痛、胃肠道反应、牙龈增生和多毛。用药期间应当密切监测肝肾功能和血压、尿酸和血钾,有条件者可监测血药浓度。

(4)生物制剂:近年来,针对发病机制中某一环节或影响发病及疾病进展的关键分子的选择性靶向治疗已成为治疗的新方向,以生物技术为基础的多种生物制剂的研发及应用已经成为自身免疫性疾病治疗研究的热点。生物制剂为风湿性疾病的治疗开辟了一条新途径,为患者提供了更多的选择,尤其给那些对传统免疫抑制治疗效果不佳的患者带来了希望。生物制剂毕竟是一种新疗法,其确切疗效和长期的不良反应尚有待通过大规模临床试验及长期随访进一步得到证实。

随着对 SLE 发病机制的研究,已开发了多种针对不同作用位点的药物。由于 SLE 是 B 细胞高度活化并产生大量致病性自身抗体的疾病,B 细胞异常在 SLE 发病机制起着十分重要的作用,因此,针对 B 细胞的选择性靶向治疗是近年来风湿病新型治疗药物研究的重点。

根据开发药物作用策略的不同,可分为以下几类:针对 B 细胞策略,包括 B 细胞清除,针对 B 细胞活化因子以干扰 B 细胞增殖和分化的信号以及抑制致病性自身抗体产生,诱导 B 细胞耐受;调节细胞网子策略;针对共刺激信号策略以阻断 T 细胞及 B 细胞之间相互作用;针对 T 细胞以及细胞信号传导策略等。目前研究较多的几种药物简述如下。

1)抗 CD20 单抗(rituximab):这是一种直接针对 CD20 的单克隆抗体。CD20 是前体 B 细胞和成熟 B 细胞的表面标记,通过影响 B 淋巴细胞 Ca^{2+} 的跨膜传导而调节 B 淋巴细胞增殖和分化。抗 CD20 单抗可选择性结合 B 细胞表面 CD20 抗原,引发 B 细胞溶解,诱导外周循环 B 细胞的清除。值得注意的是,浆细胞不表达 CD20,因此,抗 CD20 单抗不能直接清除浆细胞。抗 CD20 单抗原本开发用于治疗非霍奇金淋巴瘤,2006 年在美国被批准用于治疗类风湿关节炎,2011 年被批准用于治疗 ANCA 相关血管炎。一些研究提示,抗 CD20 单抗可使部分难治性重症 SLE 患者得到临床缓解,临床症状明显好转,抗 CD20 单抗联合环磷酰胺和激素可以改善严重膜性狼疮肾炎的组织学表现。但最近抗 CD20 单抗治疗 SLE 的随机双盲对照临床试验结果令人失望,抗 CD20 单抗并未显示对传统治疗的优势,也没有达到预期疗效终点。尽管如此,对一些重症难治性 SLE 患者,抗 CD20 单抗联合 CTX 仍可能是有益的。抗 CD20 单抗总体耐受性良好,不良反应包括诱发感染、严重黏膜皮肤反应、严重输注反应、进行性多灶性白质脑病等。

其他 B 细胞清除策略药物,包括抗 CD22 单抗、抗 CD19 单抗以及浆细胞清除治疗。CD22 在成熟 B 细胞表达,CD19 从前体 B 细胞到成熟 B 细胞均有表达。epratuzumab 是人源化的抗 CD22 单抗,初步研究结果显示,抗 CD22 单抗可降低 SLE 病情活动度,且耐受性好,目前正进行 SLE 治疗Ⅲ期研究。

2)belimumab:BLyS(B 淋巴细胞刺激因子)属于 TNF 细胞因子家族成员,通过与细胞表面受体结合诱导 B 细胞增殖和活化,BLyS 对 B 细胞分化、Ig 类别转换和维持 B 细胞存活、抑制凋亡均具有极其重要的作用。BLyS 的受体包括 B 细胞成熟抗原(BCMA)、穿膜蛋白活化物(TACI)和 B 细胞活化因子受体(BAFFR)。已有研究显示,BLyS 及其受体在 SLE 中表达显著增高,并与抗 ds-DNA 抗体滴度和疾病活动性呈正相关。

belimumab 是人源化抗 BLyS 的单克隆抗体,可以抑制 BLyS 的活性。两个大型的随机对照试验证实,belimumab 治疗组临床反应优于安慰剂组,并有更低的疾病复发率,且耐受性良好。但应注意,试验中并未包括重度活动性狼疮性肾炎或中枢神经狼疮,同时所有患者都接受了积极的免疫抑制治疗。目前在美国,belimumab 已被批准用于 SLE 的治疗。

3)其他药物:abetimus(LJP394)与 abatacept 曾被认为是较有希望的生物制剂。abetimus 是一种选择性 B 细胞免疫调节药,可与 B 淋巴细胞膜表面的抗 ds-DNA 抗体结合,诱导 B 细胞免疫耐受,下调抗 ds-DNA 抗体的合成。abatacept 是一种 T 细胞共刺激调节剂,是 CTLA-4 的胞外区与 IgG1 的 Fc 段融合构建的可溶性蛋白,通过模拟 CTLA-4,抑制 CD28 与 CD807、CD86 结合,抑制 T 及 B 细胞的活化。abatacept 已被 FDA 批准用于治疗类风湿关节炎。但最近的临床试验研究结果显示,两者均未达到预期疗效终点。

atacicept 是一种可溶性的完全人源化的重组融合蛋白,由 TACI 受体的胞外部分和人 IgG 的 Fc 部分组成。atacicept 可以同时阻断 BLyS 和 APRIL(一种增殖诱导配体)对 B 细胞的刺激。目前试验表明 atacicept 可以降低 SLE 患者的 B 细胞和免疫球蛋白水平,Ⅱ/Ⅲ期临床试验正在进行中。其他正在研究中的药物包括抗细胞因子抗体(如抗 IL-6 单克隆抗体、抗干扰素抗体)以及 TLR7 与 TLR9 抑制剂等,这些药物临床效果尚待确认。

（5）静脉用丙种球蛋白：静脉用丙种球蛋白作用机制包括封闭 Fcγ 受体、促进抗独特性抗体下调免疫反应、减少抑制性 T 细胞、促进免疫球蛋白分解以及中和 C3a 和 C5a 等。常用于 SLE 并发重度血小板减少的治疗。常用剂量为 400 mg/（kg·d）。

6.干细胞移植：对一些重症 SLE 患者或其他自身免疫性疾病患者进行的干细胞移植被认为是有效的，其假设可以诱导重建免疫系统。有研究报道，干细胞移植可以使 T 细胞正常化，B 细胞亚群从记忆细胞向初始 B 细胞转化，但移植相关的死亡仍然是一个值得关注的问题。

7.T 细胞疫苗：已有研究显示，自体 T 细胞疫苗治疗 SLE 安全有效，可能在未来的 SLE 的治疗中有较好的临床前景。

第八节　SLE 与感染

虽然近年来 SLE 的预后已有显著的改善，然而 SLE 的病死率仍维持在较高的水平。各种并发症导致的死亡已经高于 SLE 的直接病死率，各种感染是其中最主要的原因。一方面 SLE 患者可存在多方面的免疫功能异常，包括免疫球蛋白缺陷、趋化功能缺陷、吞噬功能缺陷、补体消耗、细胞免疫功能异常等使 SLE 患者对感染的抵抗力下降，更容易患各类感染。另一方面糖皮质激素和其他免疫抑制药增加了 SLE 患者的感染发生率，并加重了感染的严重程度。

SLE 患者的常见感染部位包括泌尿道、呼吸道以及皮肤感染。一些特殊部位虽不常见，但临床危害较大，诊断也较困难，应受到重视，如心包感染、感染性心内膜炎、中枢神经系统感染等。病毒感染也很常见，通常为带状疱疹和巨细胞病毒感染。

SLE 并发结核感染的发病率显著高于普通人群，病死率亦明显高于普通人群。多器官受累以及进行甲泼尼龙冲击的患者感染结核分枝杆菌的危险更高。由于 SLE 患者免疫功能低下以及治疗药物的因素，除肺结核感染外，其他部位的结核感染也不少见，如肠结核、结核性脑膜炎、皮肤和骨结核等。SLE 患者结核分枝杆菌感染的临床症状可以不典型，给诊断带来困难。

真菌感染近年来发病率逐渐升高，其对 SLE 患者的危害也逐渐受到重视，常见的如念珠菌感染（包括鹅口疮、食管念珠菌感染）。SLE 患者并发隐球菌性脑膜炎通常起病隐匿，表现为持续头痛并逐渐加重，大多有发热，如不能及时予以特异性抗真菌治疗则病死率极高。SLE 患者并发毛霉菌感染时常有中枢神经系统累及，预后极差。SLE 患者并发曲霉病时可出现发热与咳嗽，痰液中可发现菌丝，应通过组织学检查寻找菌丝以确诊。肺孢子虫病感染在 SLE 患者并不少见，严重感染者甚至直接危及生命。

由于感染的首要症状乃是发热，而 SLE 原发病本身就以发热为基本特征，因而感染的相关症状与 SLE 活动的相关临床表现常常难以区分。贸然增加激素剂量和给予免疫抑制治疗常常会加重感染，甚至危及生命。临床医生常常困扰于是考虑 SLE 疾病活动而强化免疫治疗还是考虑并发感染而给予抗感染治疗。对反复发热，常规激素剂量疗效不佳的患者应警惕感染的存在，不宜贸然增加激素剂量。

确立 SLE 患者并发感染的诊断关键是找到病原体。尽早进行微生物的相关检测，如细菌涂片和培养以及其他检测（如结核分枝杆菌相关的 T-SPOT 检测、隐球菌相关的乳胶凝集试验等）。有时微生物检测需要反复进行，必要时应当结合 X 线、CT 等影像学检查结果。

第九节　预后

　　SLE患者的预后与多种因素有关,包括重要脏器是否受累及其损伤程度、药物治疗的种类及时机、患者的依从性等。应注意轻型SLE可因过敏、感染、妊娠生育、环境变化等因素而加重,甚至可进入狼疮危象。早期诊断和合理规范的治疗是改善预后的关键。肾活检病理检查对于判断预后非常重要。

　　SLE需要终身治疗,不定期随诊、不遵循医嘱、不规范治疗是致死的重要原因。近年来,由于加强了对患者的教育,以及诊疗水平的提高,SLE的预后与过去相比已有显著提高。经正规治疗,10年存活率已超过75%。回顾文献报道,在亚太地区,SLE患者主要的死亡因素是感染和与疾病活动相关的脏器严重损害。肾损害和严重的神经精神狼疮是SLE主要的导致死亡的累及脏器。心血管系统相关的病死率可占到总病死率的6%~40%,已成为SLE远期死亡的主要原因,应引起临床医生的重视。

第二章　类风湿关节炎

第一节　概述

类风湿关节炎(RA)是一种以侵蚀性关节炎为主要表现的全身性自身免疫病。本病表现为以手关节、腕关节、膝关节、距小腿关节和足关节等小关节受累为主的对称性、持续性多关节炎。此外,患者尚可有发热、贫血、皮下结节及淋巴结肿大等关节外表现。血清中可出现类风湿因子(RF)及抗环瓜氨酸肽(CCP)抗体等多种自身抗体。病理表现为关节滑膜的慢性炎症、血管翳形成。未经正确治疗的 RA 可迁延不愈,出现关节的软骨和骨破坏,最终可导致关节畸形和功能丧失。

RA 可发生于任何年龄,以 30～50 岁为发病的高峰。本病以女性多发,男女患病比例约1：3。我国 RA 发病率为(22～60)/10 万,患病率为 0.2%～0.4%。

第二节　病因与发病机制

1.病因:一般认为,类风湿关节炎的发病,是具有遗传倾向的个体通过接触特定的环境危险因素后产生。这些遗传因素和环境危险因素相互作用导致内在的免疫系统的紊乱,从而在大部分病例中产生了自身抗体,例如类风湿因子和抗环瓜氨酸肽抗体,进而产生了前炎症因子,最终导致一系列的炎症性关节炎改变。

在过去的几十年中,流行病学研究鉴定了大量的类风湿关节炎的潜在环境危险因子,如 EB 病毒(EBV)、细小病毒 B19、结核分枝杆菌、人乳头状瘤病毒(HPV)等。而近年来在欧洲白种人后裔的遗传学研究的突破,使得我们对该病发病的遗传学结构有了更深入的理解。

这些不断对类风湿关节炎的认识,使得我们意识到该病并非一种单纯的疾病,而是一系列不同表型混合的综合征。对于不同的亚型,最好的区分方式是将对环瓜氨酸肽反应的不同分为抗体阳性和抗体阴性两组。这两组疾病在临床表现、治疗反应、易患危险因素和遗传背景上均有不同。

2.发病机制:类风湿关节炎的发病机制尚不完全清楚,多数人认为类风湿关节炎实际上是由多个不同的疾病亚型组成。这些疾病的亚型可能是激发不同的炎症因子反应的结果,炎症反应导致了持续的滑膜炎症和关节软骨以及邻近骨骼的破坏。

(1)炎症:炎症反应的一个核心内容就是肿瘤坏死因子的过表达,该细胞因子参与的炎症反应通路可以造成滑膜的炎症和关节的损毁。肿瘤坏死因子的过表达通常是由 T 淋巴细胞、B 淋巴细胞、滑膜成纤维样细胞和巨噬细胞的共同作用引起。这一炎症过程会导致许多相关细胞因子的过度表达,如白介素-6 等,过量的白介素-6 又可以促成持续的炎症和关节破坏。

(2)滑膜细胞和软骨细胞:在类风湿关节炎受累的关节中,主要受累的细胞类型为滑膜细胞和软骨细胞。滑膜细胞可以分为成纤维细胞样滑膜细胞和巨噬细胞样滑膜细胞。前炎症性细胞因子的过表达被认为是巨噬细胞样滑膜细胞作用的结果。在类风湿关节炎中,成纤维细胞样滑膜细胞的表现与健康人有所不同。有实验表明,成纤维样滑膜细胞可以侵蚀软骨,这被认为是与关节破坏相关的行为。对关节破坏的诸多研究表明,破骨细胞的激活是骨骼侵蚀的一个重要原因。仍不清楚的是关节炎症的起因,究竟是骨骼为首要原因,然后累及关节,还是相反的情形。一种观点认为,类风湿关节炎是在关节中起病,原因就是病理条件下成纤维样滑膜细胞具有异常表现,并且可以扩散至整个关节,提示可能为多关节炎的原因。免疫炎症反应的调节取决于不同类型细胞的数量和活性。研究者对于特定抗原诱导的关节炎小鼠模型进行了一些关节炎免疫炎症反应的研究,发现在小鼠模型中,注射特定低剂量的 T 细胞可以缓解关节炎症,证明 T 细胞可以起到保护作用。

(3)自身抗体:类风湿因子是一个经典的自身抗体,类风湿因子的 IgM 和 IgA 型都是重要的病原学标记,可以直接作用于 IgG 的 Fc 段。另一类自身抗体,或者说更加重要的是一些针对环瓜氨酸肽的抗体。就绝大部分患者而言,抗环瓜氨酸肽抗体阳性的患者同样会类风湿因子检测阳性。抗环瓜氨酸肽抗体似乎对于诊断更加特异和敏感,而且对于一些难以判断预后的特征如进展性关节破坏等,更加有效。进一步研究发现,这些抗体与不同的患者亚群和疾病的不同阶段相关。类风湿关节炎患者中有 50%～80% 是类风湿因子或者抗环瓜氨酸肽抗体阳性,或者都阳性。抗体反应的成分随着时间不同而变化,在早期类风湿关节炎中缺乏特异性,而在疾病的后期,更加完整的抗体反应会逐渐形成,会出现更多的表位和异构体。从动物模型和体外研究的数据证明,抗环瓜氨酸肽抗体是导致动物模型关节炎的基础。临床研究也证明,类风湿因子和抗环瓜氨酸肽抗体阳性的患者与所谓自身抗体阴性患者有所不同。例如,从组织学上看,抗环瓜氨酸肽抗体阳性的病患在滑膜组织的淋巴细胞数目更多,而抗环瓜氨酸肽抗体阴性的类风湿关节炎拥有更多的纤维化组织和更加增厚的关节内膜。抗环瓜氨酸肽抗体阳性的患者相对来说关节损害更加严重,而且治疗的缓解率更低。

(4)遗传学:类风湿关节炎的危险因素 50% 归咎于遗传因素。在这方面的研究主要集中在鉴定疾病相关的遗传结构变异(单核核苷酸多态性);现已鉴定了超过 30 个遗传区域与该病相关。然而,目前除了 PTPN22 和 HLA 区域,近年来许多鉴定的易患基因在人群整体中都相当普遍。因此,对于个体来说,它们导致发病的风险是相当低的。同时,研究表明,很多易患位点实际上还和其他一些自身免疫性疾病密切相关,并且一些基因分别属于相互不同的导致炎症反应的生物学通路中。在遗传研究中发现抗环瓜氨酸肽抗体阳性患者的易患基因具有一定特点,并且具有特定的 HLA-DRB1 等位基因。这些 HLA 等位基因具有一个共同的序列,被称为"共享表位"。目前认为,一些抗原被一种瓜氨酸化的过程修饰,在这种过程中,翻译后的蛋白质被进一步修饰,精氨酸变为瓜氨酸。在这种变化后,抗原可以被具有共享表位序列的 HLA 复合体所结合。同时,一系列具有类似结构的 RA 抗原也可以与特定的 HLA 分结合,通过"分子模拟"机制在免疫反应上游触发免疫反应。这种过程的结果就是自身耐受被破坏,从而产生了针对这些抗原的自身抗体。而对于类风湿关节炎的环境危险因素来说,研究最为充分的是吸烟,这种危险因素与抗环瓜氨酸肽抗体阳性疾病,特别是 HLA-DRB1 共享表位阳性相关。遗传学研究认为,类风湿关节炎是一种多种病因混合叠加的综合征。

第三节　病理

类风湿关节炎病变的组织变化虽可因部位而略有变异,但基本变化相同。其特点有:①弥漫或局限性组织中的淋巴细胞或浆细胞浸润,甚至淋巴滤泡形成;②血管炎,伴随内膜增生管腔狭小、阻塞,或管壁的纤维蛋白样坏死;③类风湿肉芽肿形成。

1.关节腔早期变化:滑膜炎,滑膜充血、水肿及大量单核细胞、浆细胞、淋巴细胞浸润,有时有淋巴滤泡形成,常有小区浅表性滑膜细胞坏死而形成的糜烂,并覆有纤维素样沉积物,关节腔内有包含中性粒细胞的渗出物积聚。滑膜炎的进一步变化是血管翳形成,其中除增生的成纤维细胞和毛细血管使滑膜绒毛变粗大外,并有淋巴滤泡形成,浆细胞和粒细胞浸润及不同程度的血管炎,滑膜细胞也随之增生。在这种增生滑膜的细胞或淋巴细胞、浆细胞中含有可用荧光素结合的抗原来检测出类风湿因子、乳球蛋白或抗原抗体原合物。

血管翳可以自关节软骨边缘处的滑膜逐渐向软骨面延伸,被覆于关节软骨面上,一方面阻断软骨和滑液的接触,影响其营养。另外也由于血管翳中释放的某些水解酶对关节软骨、软骨下骨、韧带和肌腱中的胶原基质的侵蚀作用,使关节腔破坏,上下面融合,发生纤维化性强硬、错位,甚至骨化,功能完全丧失,相近的骨组织也产生失用性的稀疏。

2.关节外病变:有类风湿小结,见于10%～20%病例。在受压或摩擦部位的皮下或骨膜上出现类风湿肉芽肿结节,中央是一团由坏死组织、胶原纤维和含有 IgG 的免疫复合物沉积形成的无结构物质,边缘为栅状排列的成纤维细胞,再外则为浸润着单核细胞的纤维肉芽组织。少数患者肉芽肿结节出现在内脏器官中。

3.动脉病变:患类风湿关节炎时脉管常受侵犯,动脉各层有较广泛炎性细胞浸润。急性期用免疫荧光法可见免疫球蛋白及补体沉积于病变的血管壁。其表现形式有 3 种:①严重而广泛的大血管坏死性动脉炎,类似于结节性多动脉炎。②亚急性小动脉炎,常见于心肌、骨骼肌和神经鞘内小动脉,并引起相应症状。③末端动脉内膜增生和纤维化,常引起指(趾)动脉充盈不足,可致缺血性和血栓性病变;前者表现为雷诺现象、肺动脉高压和内脏缺血,后者可致指(趾)坏疽,如发生于内脏器官则可致死。

4.肺部损害:①慢性胸膜渗出,胸腔积液中所见“RA”细胞是含有 IgG 和 IgM 免疫复合物的上皮细胞。②Caplan 综合征,是一种肺尘病,与类风湿关节炎肺内肉芽肿相互共存。已发现该肉芽肿有免疫球蛋白和补体的沉积,并在其邻近的浆细胞中可检出 RF。③间质性肺纤维化,其病变周围可见淋巴样细胞的积聚,个别有抗体的形成。

淋巴结肿大可见于30%的病例,有淋巴滤泡增生,脾大多见于 Felty 综合征。

第四节 临床表现

关节病变是 RA 最常见和最主要的临床症状表现,亦可表现为血管炎,侵犯周身各脏器组织,形成系统性疾病。

RA 的起病方式有不同的分类方法。按起病的急缓分为隐匿型(约占 50%)、亚急型(占 35%～40%)、突发型(占 10%～15%)三类。按发病部位分为:多关节型、少关节型、单关节型及关节外型。最常以缓慢而隐匿方式起病,在出现明显关节症状前有数周的低热、乏力、全身不适、体重下降等症状,以后逐渐出现典型关节症状。少数则有较急剧的起病,在数天内出现多个关节症状。

RA 的病程一般分为以下 3 种类型。①进展型:占患者总数的 65%～70%,急性或慢性起病,没有明显的自发缓解期,适当治疗后病情可暂时好转,但停药后或遇到外界诱发因素时可复发。②间歇性病程:占患者总数的 15%～20%。起病较缓和,通常少数关节受累,可自行缓解,整个病程中病情缓解期往往长于活动期。③长期临床缓解:占患者总数的 10% 左右,较少见,多呈急性起病,并伴有显著关节痛及炎症。

1.关节表现

(1)疼痛与压痛:关节疼痛和压痛往往是最早的关节症状。最常出现的部位为双手近端指间关节、掌指关节、腕关节,其次是足趾关节、膝关节、距小腿关节、肘关节、肩关节等,胸锁关节、颈椎、颞颌关节等也可受累。多呈对称性、持续性。

(2)关节肿胀:多因关节腔积液、滑膜增生及关节周围组织水肿所致。以双手近端指间关节、掌指关节、腕关节最常受累,尤其手指近端指间关节多呈梭形肿胀膨大。膝关节肿胀,有浮髌现象。其他关节也可发生。

(3)晨僵:指病变关节在静止不动后出现关节发紧、僵硬、活动不灵或受限,尤以清晨起来时最明显,其持续时间长短可作为衡量本病活动程度的指标之一。95% 以上的 RA 患者有晨僵。其他病因的关节炎也可出现晨僵,但不如本病明显。

(4)关节畸形:多见于较晚期患者。因滑膜炎的血管翳破坏了软骨和软骨下的骨质,造成关节纤维强直或骨性强直。又因关节周围的肌腱、韧带受损使关节不能保持在正常位置,出现关节的半脱位,如手指可出现尺侧偏斜、天鹅颈样畸形等。关节周围肌肉的萎缩、痉挛则使畸形更为严重。

(5)关节功能障碍:关节肿痛和畸形造成了关节的活动障碍。美国风湿病学会将因本病而影响生活能力的程度分为 4 级,即关节功能分级。

Ⅰ级:能照常进行日常生活和各项工作。

Ⅱ级:可进行一般的日常生活和某些职业工作,但其他项目的活动受限。

Ⅲ级:可进行一般的日常生活,但对参与某种职业工作或其他项目活动受限。

Ⅳ级:日常生活的自理和参加工作的能力均受限。

2.关节外表现:关节外表现是类风湿关节炎临床表现的重要组成部分,反映出 RA 是一个系统性疾病,而不仅局限于关节。

(1)类风湿结节:是本病较特异的皮肤表现。确诊 RA 的患者 15%～25% 有类风湿结节,这些患者的 RF 常为阳性。多位于关节伸面、关节隆突及受压部位的皮下,如前臂伸面、肘鹰嘴突附近、枕部、跟腱等处,可单发或多发,质地较硬,通常无压痛。类风湿皮下结节的出现多见于 RA 高度活动期,并常提示有全身表现。

(2)类风湿血管炎:发生率约为 25%,可累及大、中、小血管,导致多种临床表现。皮肤是小血管炎最常累及的部位,查体能观察到的有指甲下或指端出现的小血管炎,少数引起局部组织的缺血性坏死,严重者可见单发或多发的指端坏疽。在眼部造成巩膜炎,严重者因巩膜软化而影响视力。

(3)胸膜和肺:10%～30%的类风湿关节炎患者可出现胸膜和肺损害。常见的胸膜和肺损害包括胸膜炎、间质性肺炎、肺间质纤维化、肺类风湿结节、肺血管炎和肺动脉高压。其中,肺间质纤维化和胸膜炎最为常见。

(4)心脏:心包炎是最常见心脏受累的表现。通过超声心动图检查约 30%出现少量心包积液,多见于关节炎活动和 RF 阳性的患者,一般不引起临床症状。其他可见心瓣膜受累、心肌损害等。20%的患者有不同程度的冠状动脉受累。

(5)胃肠道:患者可有上腹不适、胃痛、恶心、纳差甚至黑粪,但均与服用抗风湿药物,尤其是非甾体抗炎药有关。很少由 RA 本身引起。

(6)肾:本病的血管炎很少累及肾。若出现尿的异常则要考虑因抗风湿药物引起的肾损害。也可因长期的类风湿关节炎而并发淀粉样变。

(7)神经系统:患者可伴发感觉型周围神经病、混合型周围神经病、多发性单神经炎、颈脊髓神经病、嵌压性周围神经病及硬膜外结节引起的脊髓受压等。脊髓受压多由 RA 累及颈椎导致,表现为渐起的双手感觉异常和力量减弱,腱反射多亢进,病理反射阳性。周围神经多因滑膜炎受压导致,如正中神经在腕关节处受压而出现腕管综合征。多发性单神经炎则因小血管炎的缺血性病变造成。

(8)血液系统:本病可出现小细胞低色素性贫血。贫血因病变本身所致或因服用非甾体抗炎药而造成胃肠道长期少量出血所致。血小板增多常见,程度与关节炎和关节外表现相关。淋巴结肿大常见于活动性 RA,在腋窝、滑车上均可触及肿大淋巴结。Felty 综合征是指类风湿关节炎者伴有脾大、中性粒细胞减少,有的甚至有贫血和血小板减少。

(9)干燥综合征:30%～40%本病患者出现此综合征。口干、眼干的症状多不明显,必须通过各项检验方证实有干燥性角结膜炎和口干燥症。

第五节　辅助检查

1.血象:有轻至中度贫血。活动期患者血小板增高。白细胞及分类多正常。

2.红细胞沉降率:是 RA 中最常用于监测炎症或病情活动的指标。本身无特异性,且受多种因素的影响,在临床上应综合分析。

3.C 反应蛋白:是炎症过程中在细胞因子刺激下由肝产生的急性期蛋白,它的增高说明本病的活动性,是目前评价 RA 活动性最有效的实验室指标之一。

4.自身抗体

(1)类风湿因子(RF):是抗人或动物 IgG 的 Fc 片段上抗原决定簇的特异性抗体,可分为 IgM、IgG、IgA 等型。在常规临床工作中测得的为 IgM 型 RF,它见于约 70%的患者血清。通常,RF 阳性的患者病情较重,高滴度 RF 是预后不良指标之一。但 RF 也出现在系统性红斑狼疮、原发性干燥综合征、系统性硬化、亚急性细菌性心内膜炎、慢性肺结核、高球蛋白血症等其他疾病,甚至在 5％的正常人也可以出现低滴度 RF。因此,RF 阳性者必须结合临床表现,才能诊断本病。

(2)抗环瓜氨酸肽抗体:瓜氨酸是 RA 血清抗聚角蛋白微丝蛋白相关抗体识别的主要组成型抗原决定簇成分,抗 CCP 抗体为人工合成抗体。最初研究显示,RA 中抗 CCP 抗体的特异性高达 90％以上,至少 60％～70％的 RA 患者存在该抗体。与 RF 联合检测可提高 RA 诊断的特异性。抗 CCP 抗体阳性患者放射学破坏的程度较抗体阴性者严重,是预后不良因素之一。

5.免疫复合物和补体:70％患者血清中出现各种类型的免疫复合物,尤其是活动期和 RF 阳性患者。在急性期和活动期,患者血清补体均有升高,只有在少数有血管炎患者出现低补体血症。

6.关节滑液:正常人的关节腔内的滑液不超过 3.5 mL。在关节有炎症时滑液就增多,滑液中的白细胞计数明显增多,达 2 000～75 000 个/μL,且中性粒细胞占优势。其黏度差,含糖量低于血糖。

7.影像学检查:目前常用的方法包括 X 线平片、CT,MRI、B 型超声和核素扫描。

X 线平片是最普及的方法,对本病的诊断、关节病变的分期、监测病变的演变均很重要,其中以手指及腕关节的 X 线片最有价值,但对早期病变不能明确显示。X 线片中可以见到关节周围软组织的肿胀阴影,关节端的骨质疏松(Ⅰ期);关节间隙因软骨破坏而变得狭窄(Ⅱ期);关节面出现虫凿样破坏性改变(Ⅲ期);晚期则出现关节半脱位和关节破坏后的纤维性和骨性强直(Ⅳ期)。

CT 检查目前也比较普及,优点是相对廉价、图像清晰,主要用于发现骨质病变,对软组织及滑膜效果不佳。MRI 是目前最有效的影像学方法,对早期病变敏感,尤其是观察关节腔内的变化非常有效,但其费用较高、耗时较长、扫描关节数目有限等因素阻碍了其广泛应用。B 超检查相对廉价,经适当培训后的风湿病医师进行操作,可用于常规临床工作,在确定和量化滑膜炎方面价值明确,但超声检测的滑膜炎程度对将来出现骨侵袭的预测价值有待进一步研究。

第六节　诊断与鉴别诊断

一、诊断

1.诊断标准:RA 的诊断主要依靠病史及临床表现,结合实验室检查及影像学检查。典型病例按 1987 年美国风湿病学会(ACR)的分类标准诊断并不困难,但对于不典型及早期 RA 易出现误诊或漏诊。对这些患者,除 RF 和抗 CCP 抗体等检查外,还可考虑 MRI 及超声检查,以利于早期诊断。对可疑 RA 的患者要定期复查和随访。

2.病情的判断:判断 RA 活动性的指标包括疲劳的程度、晨僵持续的时间、关节疼痛和肿胀的数目和程度以及炎性指标(如 ESR、CRP)等。临床上可采用 DAS28 等标准判断病情活动程度。此外,RA 患者就诊时应对影响其预后的因素进行分析,这些因素包括病程、躯体功能障碍(如 HAQ 评分)、关节外表现、血清中自身抗体和 HLA-DR1/DR4 是否阳性,以及早期出现 X 线提示的骨破坏等。

3.缓解标准:①晨僵时间低于 15 min;②无疲劳感;③无关节痛;④活动时无关节痛或关节无压

痛;⑤无关节或腱鞘肿胀;⑥血细胞沉降率(魏氏法)女性<30 mm/h,男性<20 mm/h。

符合 5 条或 5 条以上并至少连续 2 个月者考虑为临床缓解;有活动性血管炎、心包炎、胸膜炎、肌炎和近期无原因的体重下降或发热,则不能认为缓解。

二、鉴别诊断

在 RA 的诊断中,应注意与骨关节炎、痛风性关节炎、血清阴性脊柱关节病、系统性红斑狼疮(SLE)、干燥综合征(SS)及硬皮病等其他结缔组织病所致的关节炎鉴别。

1.骨关节炎:该病在中老年人多发,主要累及膝、髋等负重关节。活动时关节痛加重,可有关节肿胀和积液。部分患者的远端指间关节出现特征性赫伯登(Heberden)结节,而在近端指关节可出现布夏尔(Bouchard)结节。骨关节炎患者很少出现对称性近端指间关节、腕关节受累,无类风湿结节,晨僵时间短或无晨僵。此外,骨关节炎患者的 ESR 多为轻度增快,而 RF 阴性。X 线显示关节边缘增生或骨赘形成,晚期可由于软骨破坏出现关节间隙狭窄。

2.痛风性关节炎:该病多见于中年男性,常表现为关节炎反复急性发作。好发部位为第一跖趾关节或跗关节,也可侵犯膝关节、距小腿关节、肘关节、腕关节及手关节。本病患者血清自身抗体阴性,而血尿酸水平大多增高。慢性重症者可在关节周围和耳郭等部位出现痛风石。

3.银屑病关节炎:该病以手指或足趾远端关节受累更为常见,发病前或病程中出现银屑病的皮肤或指甲病变,可有关节畸形,但对称性指间关节炎较少,RF 阴性。

4.强直性脊柱炎:本病以青年男性多发,主要侵犯骶髂关节及脊柱,部分患者可出现以膝关节、距小腿关节、髋关节为主的非对称性下肢大关节肿痛。该病常伴有肌腱端炎,HLA-B27 阳性而 RF 阴性。骶髂关节炎及脊柱的 X 线改变对诊断有重要意义。

5.其他疾病所致的关节炎:SS 及 SLE 等其他风湿病均可有关节受累。但是这些疾病多有相应的临床表现和特征性自身抗体,一般无骨侵蚀。不典型的 RA 还需要与感染性关节炎、反应性关节炎和风湿热等鉴别。

第七节 治疗

1.治疗原则:①缓解疼痛;②减轻炎症;③保护关节结构;④维持功能;⑤控制系统受累。

2.一般治疗:强调患者教育及整体和规范治疗的理念。适当的休息、理疗、体疗、外用药、正确的关节活动和肌肉锻炼等对于缓解症状、改善关节功能具有重要的作用。

3.药物治疗:治疗 RA 的常用药物包括非甾体抗炎药(NSAIDs)、改善病情的抗风湿药(DMARDs)、生物制剂、糖皮质激素和植物药。

(1)非甾体抗炎药(NSAIDs):非甾体抗炎药是在类风湿关节炎中最常使用并且可能最为有效的辅助治疗药物,可以起到止痛和抗炎的双重作用。这类药物主要通过抑制环氧化酶活性,减少前列腺素、前列环素、血栓素的产生而具有抗炎、止痛、退热及减轻关节肿胀的作用,是临床最常用的RA 治疗药物。近年来的研究发现,环氧化酶有两种同功异构体,即环氧化酶-1(COX-1)和环氧化酶-2(COX-2)。选择性 COX-2 抑制药(如昔布类)与非选择性的传统 NSAIDs 相比,能明显减少严重胃肠道不良反应。

目前常用的非甾体类抗炎药很多,大致可分为以下几种。

1)水杨酸类:最常用的是乙酰水杨酸,即阿司匹林,它的疗效较好,但不良反应也十分明显。阿司匹林的制剂目前多为肠溶片,用于治疗时要密切注意其不良反应。

2)芳基烷酸类:是一大类药物,通常分为芳基乙酸和芳基丙酸两类,已上市的常见品种有布洛芬、芬必得、萘普生等。芬必得是布洛芬的缓释剂,该类药物不良反应较少,患者易于接受。

3)吲哚乙酸类:有吲哚美辛、舒林酸等。此类药物抗炎效果突出,解热镇痛作用与阿司匹林相类似。本类药中,以吲哚美辛抗炎作用最强,舒林酸的肾毒性最小,老年人及肾功能不良者应列为首选。

4)灭酸类:有甲芬那酸、氯芬那酸、双氯芬那酸和氟芬那酸等。临床上多用氟芬那酸。

5)苯乙酸类:主要是双氯芬酸钠,其抗炎、镇痛和解热作用都很强。它不仅有口服制剂,还有可以在局部应用的乳胶剂以及缓释剂,可以减轻胃肠道不良反应。

6)昔康类:有吡罗昔康等,因其不良反应很大,近来已很少使用。

7)吡唑酮类:有保泰松、羟布宗等。本药因毒性大已不用。

8)昔布类:有塞来昔布、帕瑞昔布等。此类药物为选择性 COX-2 抑制药,可以明显降低胃肠道的不良反应。

NSAIDs 对缓解患者的关节肿痛,改善全身症状有重要作用。2008 年 ACR 发表了关于NSAIDs 使用的白皮书,明确指出选择性和非选择性 NSAIDs 在风湿病领域仍然是最有用的药物,但是临床医生须重视其存在的胃肠道、心血管、肾等不良反应。实际上,英国国立临床规范研究所(NICE)、欧盟药品评审委员会(EMEA)以及我国发布的骨关节炎诊治指南都强调 NSAIDs 用药的风险评估的重要性。NSAIDs 的主要不良反应包括胃肠道症状、肝肾功能损害以及可能增加的心血管不良事件。根据现有的循证医学证据和专家共识,NSAIDs 应用原则如下。

第一,药物选择个体化,即如果患者没有胃肠道和心血管风险,则临床医生可以处方任何种类的 NSAIDs 药物。研究显示,不同 NSAIDs 药物镇痛疗效相当。对有消化性溃疡病史者,宜用选择性 COX-2 抑制药或其他 NSAIDs 加质子泵抑制药;老年人可选用半衰期短或较小剂量的NSAIDs;心血管高危人群应谨慎选用 NSAIDs,如需使用建议选用对乙酰氨基酚或萘普生;肾功能不全者应慎用 NSAIDs;用药期间注意血常规和肝肾功能的定期监测。

第二,剂量应用个体化。当患者在接受小剂量 NSAIDs 治疗效果明显时,就尽可能用最低的有效量、短疗程;若治疗效果不明显时,其治疗策略不是换药,而是增加治疗剂量。如布洛芬(每次 300 mg,2 次/天)第 1 周效果不佳,第 2 周应增加剂量(如 800 mg/d),如果剂量加大到 1 200~2 400 mg/d,疗效仍无改善,可换用其他药物。

第三,避免联合用药。如患者应用布洛芬疗效不佳,若临床医生再处方 NSAIDs 药物不但不会增强疗效,反而会加重肾和胃肠道反应的风险。

第四,强调 NSAIDs 风险评估。2004 年亚太地区风湿病学学会联盟(APLAR)会议上公布的在中韩进行的关于疼痛及其治疗对亚洲人生活影响的独立调研报告提醒临床医生,疼痛治疗对提高患者生活质量非常重要,但患者对止痛药物的不良反应缺乏认识,且不愿与医生主动沟通。

NSAIDs 的外用制剂(如双氯酚酸二乙胺乳胶剂、辣椒碱膏、酮洛芬凝胶、吡罗昔康贴剂等)以及植物药膏剂等对缓解关节肿痛有一定作用,不良反应较少,应提倡在临床上使用。

(2)改善病情的抗风湿药(DMARDs):该类药物较 NSAIDs 发挥作用慢,临床症状的明显改善大约需1~6个月,故又称慢作用抗风湿药(SAARDs)。这些药物不具备明显的止痛和抗炎作用,但可延缓或控制病情的进展。对于RA患者应强调早期应用DMARDs。病情较重、有多关节受累、伴有关节外表现或早期出现关节破坏等预后不良因素者应考虑DMARDs的联合应用。

尽管针对RA的最佳治疗方案仍在探讨和争论中,但经典的治疗RA的方案很多,如下台阶治疗、上台阶治疗。对于早期RA患者,临床医生更倾向于上台阶治疗方案,因为使用下台阶治疗容易产生过度医疗的现象。但也有研究显示,对于早期RA患者应用下台阶方案可以更快更好地控制病情。所以在临床应用中必须在仔细评估患者病情活动度以及坚持个体化用药方案的原则才能选择最适合的治疗方案。

常用的DMARDs药物有以下几种。

1)甲氨蝶呤(MTX):甲氨蝶呤是目前最常使用的DMARDs药物,多数风湿科医生建议将其作为起始DMARDs药物治疗,尤其是对有侵蚀性证据的RA患者。口服、肌内注射、关节腔内注射或静脉注射均有效,每周1次给药。必要时可与其他DMARDs联用。常用剂量为每周7.5~20 mg。常见的不良反应有恶心、口炎、腹泻、脱发、皮疹及肝损害,少数出现骨髓抑制,偶见肺间质病变。是否引起流产、畸胎和影响生育能力尚无定论。服药期间应适当补充叶酸,定期查血常规和肝功能。

2)柳氮磺吡啶(SSZ):可单用于病程较短及轻症RA,或与其他DMARDs合用治疗病程较长和中度及重症患者。一般服用4~8周后起效。从小剂量逐渐加量有助于减少不良反应。可每次口服250~500 mg,2次/天开始,之后渐增至每次750 mg,2次/天及每次1 g,2次/天。如疗效不明显可增至3 g/d。主要不良反应有恶心、呕吐、腹痛、腹泻、皮疹、转氨酶增高和精子减少,偶有白细胞、血小板减少,对磺胺过敏者慎用。服药期间应定期查血常规和肝肾功能。

3)来氟米特(LEF):来氟米特在RA治疗中的地位日渐提高。它作为单药治疗或是MTX的替代药物治疗均非常有效,与MTX联合应用时也安全有效。该药通过抑制二氢乳清酸脱氢酶活性从而抑制了嘧啶核苷酸的从头合成。T细胞和B细胞都有少量的二氢乳清酸脱氢酶,没有合成嘧啶核苷酸的补救途径。因此,LEF对淋巴细胞的作用是有相对特异性的。其剂量为10~20 mg/d,口服。主要用于病程较长、病情重及有预后不良因素的患者。主要不良反应有腹泻、瘙痒、高血压、肝酶增高、皮疹、脱发和白细胞下降等。因有致畸作用,故孕妇禁服。服药期间应定期查血常规和肝功能。

4)抗疟药:包括羟氯喹和氯喹。可单用于病程较短、病情较轻的患者。对于重症或有预后不良因素者应与其他DMARDs合用。该类药起效缓慢,服用后2~3个月见效。用法为羟氯喹每次200 mg,2次/天,氯喹每次250 mg,1次/天。羟氯喹的不良反应较少,但用药前和治疗期间应每年检查一次眼底,以监测该药可能导致的视网膜损害。氯喹的价格便宜,但眼损害和心脏相关的不良反应(如传导阻滞)较羟氯喹常见,应予注意。

5)青霉胺:青霉胺用药剂量为250~500 mg/d,见效后可逐渐减至维持量250 mg/d。一般用于病情较轻的患者,或与其他DMARDs联合应用于重症RA。不良反应有恶心、厌食、皮疹、口腔溃疡、嗅觉减退和肝肾损害等。治疗期间应定期查血、尿常规和肝肾功能。但由于本药长期应用的一些不良反应,目前临床使用较少。

6)金制剂:金制剂包括肌内注射和口服金制剂。肌内注射的金制剂有硫代苹果酸金钠和硫代葡萄糖金钳,目前使用较少,因为它们有严重的毒性(如血细胞减少、蛋白尿),需要仔细监测,治疗和监测费用较高。口服的金制剂是一种三乙膦金化合物,叫金诺芬,于 20 世纪 80 年代中期开始使用。金诺芬比肌内注射制剂有着不同且较轻的毒性,但在很多病例中,会出现轻微的小肠结肠炎,产生腹泻而导致治疗失败,其疗效不如 MTX 及肌内注射金制剂、SSZ。初始剂量为 3 mg/d,2 周后增至 6 mg/d 维持治疗。可用于不同病情程度的 RA,对于重症患者应与其他 DMARDs 联合使用。常见的不良反应有腹泻、瘙痒、口炎、肝肾损伤、白细胞减少,偶见外周神经炎和脑病。应定期查血、尿常规及肝肾功能。

7)硫唑嘌呤(AZA):可以单用或者与其他药物联用治疗 RA,常用剂量 1~2 mg/(kg·d),一般 100~150 mg/d。主要用于病情较重的 RA 患者。不良反应中因骨髓抑制导致中性粒细胞减少是其最常见的并发症,其他还有恶心、呕吐、脱发、皮疹、肝损害,可能对生殖系统有一定损伤,偶有致畸。服药期间应定期查血常规和肝功能。

8)环孢素 A(CsA):与其他免疫抑制药相比,CsA 的主要优点为很少有骨髓抑制,可用于病情较重或病程长及有预后不良因素的 RA 患者。常用剂量 1~3 mg/(kg·d)。主要不良反应有高血压、肝肾毒性、胃肠道反应、齿龈增生及多毛等。不良反应的严重程度、持续时间均与剂量和血药浓度有关。服药期间应查血常规、血肌酐和血压等。

9)环磷酰胺(CTX):较少用于 RA。对于重症患者,在多种药物治疗难以缓解时可酌情试用。主要的不良反应有胃肠道反应、脱发、骨髓抑制、肝损害、出血性膀胱炎、性腺抑制等。

10)雷公藤:对缓解关节肿痛有效,是否减缓关节破坏尚缺乏相关研究。一般予雷公藤总苷 30~60 mg/d,分 3 次饭后服用。主要不良反应是性腺抑制,导致男性不育和女性闭经。其他不良反应包括皮疹、色素沉着、指甲变软、脱发、头痛、纳差、恶心、呕吐、腹痛、腹泻、骨髓抑制、肝酶升高和血肌酐升高等。

11)白芍总苷(TGP):常用剂量为每次 600 mg,2~3 次/天。对减轻关节肿痛有效。其不良反应较少,主要有腹痛、腹泻、纳差等。

12)青藤碱:每次 20~60 mg,饭前口服,3 次/天,可减轻关节肿痛。主要不良反应有皮肤瘙痒、皮疹和白细胞减少等。

(3)糖皮质激素:全身使用糖皮质激素(简称激素)的治疗可有效控制 RA 患者的症状,提倡小剂量(<7.5 mg/d)泼尼松作为控制症状的辅助治疗。而且,近期证据提示小剂量激素治疗可延缓骨质侵蚀的进展。某些患者可能需要每月给予大剂量激素冲击治疗,当与一种 DMARDs 联合应用时将增加其疗效。

激素可用于以下几种情况:伴有血管炎等关节外表现的重症 RA;不能耐受 NSAIDs 的 RA 患者作为"桥梁"治疗;其他治疗方法效果不佳的 RA 患者;伴局部激素治疗指征(如关节腔内注射)。

激素治疗 RA 的原则是小剂量、短疗程。使用激素必须同时应用 DMARDs。在激素治疗过程中,应补充钙剂和维生素 D 以防止骨质疏松。关节腔注射激素有利于减轻关节炎症状,但过频的关节腔穿刺可能增加感染风险,并可发生类固醇晶体性关节炎。

(4)生物制剂:可治疗 RA 的生物制剂主要包括肿瘤坏死因子(TNF)-α 拮抗药、白介素-1(IL-1)和白介素-6(IL-6)拮抗药、抗 CD20 单抗以及 T 细胞共刺激信号抑制药等。

1)TNF-α 拮抗药:生物制剂可结合和中和 TNF,已成为 RA 治疗的重要部分。其中一种是融合了 IgG1 的 TNF II 型受体依那西普;另一种是对 TNF 的人/鼠嵌合的单克隆抗体英夫利西单抗;第 3 种是全人源化的 TNF 抗体阿达木单抗。国产的还有益赛普和强克,属于可溶性的 TNF 受体融合蛋白。与传统 DIARDs 相比,TNF-α 拮抗药的主要特点是起效快、抑制骨破坏的作用明显、患者总体耐受性好。临床试验显示对于 DMARDs 治疗失败的 RA 患者,给予任何一种 TNF 中和剂均可非常有效地控制症状和体征,对未经过 DMARDs 治疗的患者也可取得相同的效果。无论是否同时合用甲氨蝶呤,重复给予这些药物治疗都是有效的。依那西普的推荐剂量和用法是:每次 25 mg,皮下注射,每周 2 次;或每次 50 mg,每周 1 次。英夫利西单抗治疗 RA 的推荐剂量为每次 3 mg/kg,第 0,2,6 周各 1 次,之后每 4～8 周 1 次。阿达木单抗治疗 RA 的剂量是每次 40 mg,皮下注射,每 2 周 1 次。这类制剂可有注射部位反应或输液反应,可能增加感染和肿瘤的风险,偶有药物诱导的狼疮样综合征以及脱髓鞘病变等。用药前应进行结核筛查,排除活动性感染和肿瘤。

2)IL-1 拮抗药:阿那白滞素是一种重组的 IL-1 受体拮抗药,目前唯一被批准用于治疗 RA 的 IL-1 拮抗药。阿那白滞素可改善 RA 的症状和体征,减少致残,减缓影像学相关的关节破坏,可单独用药,或与甲氨蝶呤联用。推荐剂量为 100 mg/d,皮下注射。其主要不良反应是与剂量相关的注射部位反应及可能增加感染概率等。

3)IL-6 拮抗药:主要用于中重度 RA,对 TNF-α 拮抗药反应欠佳的患者可能有效。推荐的用法是 4～10 mg/kg,静脉输注,每 4 周给药 1 次。常见的不良反应是感染、胃肠道症状、皮疹和头痛等。

4)抗 CD20 单抗:利妥昔单抗是一种与正常和恶性 B 淋巴细胞表面的 CD20 抗原相结合的单克隆抗体,其推荐剂量和用法是:第一疗程可先予静脉输注 500～1 000 mg,2 周后重复 1 次。根据病情可在 6～12 个月后接受第 2 个疗程。每次注射利妥昔单抗之前的 30 min 内先静脉给予适量甲泼尼龙。利妥昔单抗主要用于 TNF-α 拮抗药疗效欠佳的活动性 RA。最常见的不良反应是输液反应,静脉给予糖皮质激素可将输液反应的发生率和严重度降低。其他不良反应包括高血压、皮疹、瘙痒、发热、恶心、关节痛等,可能增加感染概率。

5)CTLA4-Ig:阿巴西普与抗原递呈细胞的 CD80 和 CD86 结合,阻断了 T 细胞 CD28 与抗原递呈细胞的衔接,继而阻断了 T 细胞活性。主要用于治疗病情较重或 TNF-α 拮抗药反应欠佳的患者。根据患者体重不同,推荐剂量分别是:500 mg(＜60 kg),750 mg(60～100 kg),1 000 mg(＞100 kg),分别在第 0,2,4 周经静脉给药,之后每 4 周注射 1 次。主要的不良反应是头痛、恶心,可能增加感染和肿瘤的发生率。

4.血浆置换或免疫吸附及其他治疗:除前述的治疗方法外,对于少数经规范用药疗效欠佳,血清中有高滴度自身抗体、免疫球蛋白明显增高者可考虑血浆置换或免疫吸附治疗。但临床上应强调严格掌握适应证以及联用 DMARDs 等治疗原则。当 RA 患者病情严重,但传统 DMARDs 和新型抗细胞因子药物又治疗无效时,可以使用此方法。

此外,自体干细胞移植、T 细胞疫苗以及间充质干细胞治疗对 RA 的缓解可能有效,但仅适用于少数难治性患者,须严格掌握适应证,仍需进一步的临床研究。

5.外科治疗:RA 患者经过积极内科正规治疗,病情仍不能控制,为缓解疼痛、纠正畸形,提高生活质量可考虑手术治疗。手术在处理关节严重破坏的患者中有一定的作用。尽管很多关节可以采用关节成形和全关节置换,但手术最成功的关节是髋、膝和肩。这些手术的目的就是缓解疼痛和减少残疾,但手术并不能根治 RA,故术后仍需药物治疗。常用的手术主要有滑膜切除术、人工关节置换术、关节融合术以及软组织修复术等。

第八节 预后

　　RA 患者的预后与病程长短、病情活动度及治疗有关。对有多关节受累、关节外表现较重、血清中有高滴度自身抗体和 HLA-DR1/DR4 阳性，以及早期就有关节侵蚀表现的患者应给予积极治疗。大多数 RA 患者经过规范内科治疗后可达到临床缓解。

第三章 气道阻塞性疾病

第一节 慢性阻塞性肺疾病

慢性阻塞性肺疾病(COPD)简称慢阻肺,是以持续气流受限为特征的可以预防和治疗的疾病,其气流受限多呈进行性发展,与气道和肺组织对香烟烟雾等有害气体或有害颗粒的异常慢性炎症反应有关。肺功能检查对确定气流受限有重要意义。在吸入支气管扩张剂后,第 1 秒用力呼气容积(FEV_1)与用力肺活量(FVC)的比值(FEV_1/FVC)<0.70 表明存在持续气流受限。

慢阻肺与慢性支气管炎和肺气肿有密切关系。慢性支气管炎是指在排除慢性咳嗽的其他已知原因后,患者每年咳嗽、咳痰 3 个月以上并连续 2 年者。肺气肿则指肺部终末细支气管远端气腔出现异常持久的扩张,并伴有肺泡壁和细支气管的破坏,而无明显的肺纤维化。当慢性支气管炎、肺气肿患者肺功能检查出现持续气流受限时,则能诊断为慢阻肺;如患者只有慢性支气管炎和(或)肺气肿,而无持续气流受限,则不能诊断为慢阻肺。

一些已知病因或具有特征病理表现的疾病也可导致持续气流受限,如支气管扩张症、肺结核纤维化病变、严重的间质性肺疾病、弥散性泛细支气管炎以及闭塞性细支气管炎等,但均不属于慢阻肺。

慢阻肺是呼吸系统疾病中的常见病和多发病,患病率和病死率均居高不下。1992 年在我国北部和中部地区对 102 230 名农村成年人进行了调查,慢阻肺的患病率为 3%。近年来对我国 7 个地区 20 245 名成年人进行调查,慢阻肺的患病率占 40 岁以上人群的 8.2%。

因肺功能进行性减退,严重影响患者的劳动力和生活质量。慢阻肺还会造成巨大的社会和经济负担。

一、病因

COPD 的病因至今仍不十分清楚,但已知与某些危险因素有关,吸烟是最主要的危险因素,但吸烟者中也只有 15%～20% 发生 COPD,因此个体的易感性也是重要原因,环境因素与个体的易感因素相结合导致发病。

(一)环境因素

1.吸烟

已知吸烟为 COPD 最主要的危险因素,大多数患者均有吸烟史,吸烟数量越大,年限越长,则发病率越高。被动吸烟能够增加吸入有害气体和颗粒的总量,也可以导致 COPD 的发生。

2.职业性粉尘和化学物质

包括有机或无机粉尘、化学物质和烟雾,如二氧化硅、煤尘、棉尘、烟尘、盐酸、硫酸、氯气。

3.室内空气污染

用生物燃料如木材、畜粪等或煤炭做饭或取暖,通风不良,在不发达国家,是不吸烟而发生 COPD 的重要原因。

4.室外空气污染

汽车、工厂排放的废气,如一氧化氮、二氧化氮、二氧化硫、二氧化碳等,在 COPD 的发生上,作为独立的因素,可能起的作用较小,但可以引起 COPD 的急性加重。

(二)易感性

包括易感基因和后天获得的易感性。

1.易感基因

比较明确的是表达先天性 α_1-抗胰蛋白酶的基因缺乏,是 COPD 的一个致病原因,但这种病在我国还未见报道,有报道 COPD 在一个家庭中多发,但迄今尚未发现明确的基因,COPD 的表型较多,很可能是一种多基因疾病,流行病学调查发现吸烟者与早期慢支患者,其 FEV_1 逐年下降率与气道反应性有关,气道反应性高者,其 FEV_1 下降率高,因此认为气道高反应性也是 COPD 发病的危险因素。某些研究资料表明气道高反应性与基因有关,总之基因与 COPD 的关系,尚待深入研究。

2.出生低体重

学龄儿童调查发现出生低体重者肺功能较差,这些儿童以后若吸烟,可能是 COPD 的一个易感因素。

3 儿童时期下呼吸道感染

许多调查报告表明儿童时期下呼吸道感染与成年后 COPD 的发病有关,如果这些患病的儿童以后吸烟,则 COPD 的发病率显著增加,如果不吸烟,则对 COPD 的发生无明显影响,上述结果显示儿童时期下呼吸道感染可能是吸烟者发生 COPD 的易感因素,因儿童时期肺组织尚在发育,下呼吸道感染对肺组织的结构与功能均会发生不利影响,如果再吸烟,气道就更容易受到损害而发生 COPD,这种因果关系尚有待今后更多的研究资料证实。

4.气道高反应性

气道高反应性是 COPD 的一个危险因素。气道高反应性除与基因有关外也可以后天获得,继发于环境因素,如氧化应激反应可使气道反应性增高。

二、发病机制

近年来对 COPD 的研究已有了很大进展,但对其发病机制尚不完全明了。

(一)气道炎症

香烟的烟雾与大气中的有害物质能激活气道内的肺泡巨噬细胞,巨噬细胞处在 COPD 慢性炎症的关键位置,它被激活后释放各种细胞因子,包括白细胞介素-8(IL-8)、肿瘤坏死因子-α(TNF-α)、干扰素诱导性蛋白-10(IP-10)、单核细胞趋化肽-1(MCP-1)与白三烯 B4(LTB4)。IL-8 与 LTB4 是中性粒细胞的趋化因子,MCP-1 是巨噬细胞的趋化因子,IP-10 是 $CD8^+$ T 细胞的趋化因子,这些炎症细胞被募集至气道后,在其与组织细胞相互作用下,发生了慢性炎症。TNF-α 能上调血管内皮细胞间黏附分子-1(ICAM-1)的表达,使中性粒细胞黏附于血管壁并移行至血管外并向气道内聚集,巨噬细胞与中性粒细胞释放的弹性蛋白酶与 TNF-α 均能损伤气道上皮细胞,使其释放更多的IL-8,进一步加剧了气道炎症。蛋白酶还可刺激黏液腺增生肥大,使黏液分泌增多。上皮细胞损伤后脱纤毛,以及免疫球蛋白受到蛋白酶的破坏,都能削弱气道的防御功能,容易继发感染。气道潜在的腺病毒感染,可以激活上皮细胞内的核因子 NF-κB 的转录,产生 IL-8 与 ICAM-1,吸引更多的中性粒细胞,使炎症持久不愈,这也可以解释为何 COPD 患者在戒烟以后,病情仍持续进展。CD8$^+$T 细胞也是重要的炎症细胞,其释放的 TNF-α、穿孔素等能使肺泡细胞溶解和凋亡,导致肺气肿。气道炎症引起的分泌物增多,使气道狭窄,炎症细胞释放的递质可引起气道平滑肌的收缩,使其增生肥厚,上皮细胞与黏膜下组织损伤后的修复过程可导致气道壁的纤维化与气道重塑,以上的病理改变共同导致阻塞性通气障碍。

(二)蛋白酶与抗蛋白酶的失衡

香烟等有害气体与颗粒除了引起支气管、细支气管的炎症以外,还可引起肺泡的慢性炎症,肺泡腔内有过量的巨噬细胞与中性粒细胞聚集,前者可产生半胱氨酸蛋白酶与基质金属蛋白酶(MMP),后者可产生丝氨酸蛋白酶与基质金属蛋白酶,它们可水解肺泡壁中的弹性蛋白与胶原蛋白,使肺泡壁溶解破裂,许多小的肺泡腔融合成大的肺泡腔,产生肺气肿,在呼吸性细支气管,则可引起呼吸性细支气管的破坏、融合,产生小叶中心型肺气肿。

在正常情况下,由于抗蛋白酶的存在,可与蛋白酶保持平衡,使其不致对组织产生过度的破坏。血浆中的 α$_2$-巨球蛋白、α$_1$-抗胰蛋白酶(α$_1$-AT)能与中性粒细胞释放的丝氨酸蛋白酶结合而使其失去活性。此外,气道的黏液细胞、上皮细胞分泌的低分子的分泌型白细胞蛋白酶抑制因子(SLPI),能够抑制中性粒细胞释放的弹性蛋白酶的活性。可能由于基因的多态性,影响了 COPD 患者体内某些抗蛋白酶的产量或功能,使其不足以对抗蛋白酶的破坏作用而发生肺气肿。

(三)氧化与抗氧化的不平衡

香烟的烟雾中含有许多活泼的氧化物,包括氮氧化物、氧自由基等,此外炎症细胞如巨噬细胞与中性粒细胞均可产生氧自由基,它们可氧化抗蛋白酶,使其失去活性,氧化物还可激活上皮细胞中的 NF-κB,促使其进入细胞核,加强了某些炎前因子的转录,如 IL-8 与 TNF-α 等,加重了气道的炎症。中性粒细胞释放的活性氧还可以上调黏附分子的表达和增加气道的反应性,放大慢性炎症。

三、病理

可包括 3 种重叠症状,即慢性支气管炎(气道黏液高分泌)、慢性细支气管炎(小气道疾病)和肺气肿(由于肺泡毁损导致气腔扩大)。

(一)大气道

常见病理改变有黏液腺增生、浆液腺管的黏液腺化生、腺管扩大、杯状细胞增生、灶状鳞状细胞化生和气道平滑肌肥大,支气管黏膜上皮细胞的纤毛发生粘连、倒伏、脱失,纤毛细胞数减少,异常纤毛的百分率明显增加,纤毛结构异常,包括纤毛细胞空泡变性、细胞膜凸出、形状改变等。

(二)小气道

呼气相内径小于 2 mm 的细支气管主要表现为管壁单核巨细胞和 CD8$^+$T 细胞浸润,杯状细胞化生,平滑肌增生及纤维化,管腔扭曲狭窄,腔内不同程度黏液栓形成,管壁因肺气肿引起气道外部附着力降低。

(三)肺气肿形成

肺气肿是指终末支气管远端部分(包括呼吸性细支气管、肺泡管、肺泡囊和肺泡)膨胀,并伴有气道壁破坏,可为小叶中央型和全小叶型肺气肿。前者主要发生在吸烟者,后者在 α$_1$-AT 缺乏者更明显。这两种类型肺气肿是不同的病理过程还是同一种病理改变所致不同程度还有争议。

四、病理生理

(一)黏液分泌亢进和黏液纤毛清除功能障碍

平衡的黏液分泌和清除有助于物理防御功能,持续过多的黏液分泌会阻塞呼吸道,导致气流受限。慢阻肺患者往往合并纤毛结构、功能和黏液流变学特征改变,引起气道黏液纤毛清除功能障碍,从而加重慢性炎症。慢性黏液腺增生对预后的影响虽不如 FEV_1,但可使患者死亡的危险性增加 $3\sim4$ 倍。

(二)呼吸生理异常和肺功能改变

1.肺容量

肺容量增加,又称肺过度充气(气体陷闭),是慢阻肺的特征,表现为肺总量(TLC)、功能残气量(FRC)和残气量(RV)增高。依据其发生机制,可将其分成静态过度充气和动态过度充气(DH)。

静态肺过度充气主要与肺弹性回缩力降低有关。由于肺弹性纤维组织破坏,其弹性回缩力减小,结果 FRC 增加。静态肺过度充气主要见于慢阻肺后期及 α_1-AT 缺乏者。与静态肺过度充气相比,DH 可发生在所有慢阻肺患者,是引起肺容量增加的最常见原因。DH 形成主要与呼气受限和呼吸频率增加有关。在运动时需要增加通气量时,随着呼吸频率增加和呼气时间缩短,慢阻肺可发生 DH。值得注意的是当 FRC 接近 TLC 且需要增加通气量时,增加潮气量(VT)和动员补呼气量(ERV)的潜力已显著减小,患者只有通过增加呼吸频率来增加分钟通气量。结果缩短呼气时间,加剧 DH。DH 具有可逆性,已成为许多药物治疗的靶点。

肺过度充气还会对患者呼吸力学产生不利影响。正常人吸气时,由于肺容量远远低于胸廓自然位置(相当于 TLC 的 67%),主要克服肺弹性回缩力和表面液体张力即可扩张胸廓。慢阻肺时由于 FRC 超过胸廓自然位置,吸气时还需克服胸廓弹性回缩力,明显增加呼吸功。DH 和肺容积增加还使膈肌低平及曲率半径变大、吸气肌纤维初长度缩短,导致患者吸气肌力量和耐力均降低,进一步诱发呼吸肌疲劳甚至呼吸衰竭。这在患者运动时或急性加重期尤为明显,与呼吸困难加重密切相关。

2.肺通气功能

不完全可逆性进行性气流受限、小气道纤维化和狭窄、肺泡弹性回缩力降低,以及维持小气道开放的支撑结构破坏和不同程度的可逆阻塞,均会降低慢阻肺患者用力肺活量(FVC)、第1秒用力呼气容积(FEV_1)、FEV_1/FVC 和最大通气量(MVV),而最大呼气流速的降低往往不明显。

3.气体分布和换气功能

肺泡壁膨胀破裂,肺泡面积减少及肺泡周围毛细血管广泛损害,可使弥散功能减退。COPD 肺部病变程度不一,同一部位支气管和血管受累程度也不一致。患者某些肺区支气管病变严重,而肺泡毛细血管血流量减少不显著,致通气/血流比例降低,或称静-动脉分流样效应。另一些肺区的通气变化不大,但肺泡周围毛细血管受损(如毛细血管网破坏、血管重建、血管收缩及肺泡内压增高等)使血流灌注减少,致通气/血流比例增高,或称无效腔效应。弥散功能减退和通气/血流比例失调是除通气功能障碍外导致慢阻肺低氧血症的重要原因,在 COPD 急性加重期更为明显。肺通气和换气功能障碍发展到一定程度(一般 $FEV_1 < 40\%$ 预计值)便会发生低氧血症和(或)二氧化碳潜

留。慢阻肺早期机体可通过代偿，保持 $PaCO_2$ 正常，主要为低氧血症。随着病情发展，患者不能对抗增加的通气负荷时，即出现 CO_2 潴留，低氧血症也将更为严重。部分患者在运动和睡眠时 PaO_2 可明显下降，出现低氧血症或使既存的低氧血症加重，有时睡眠较运动时更为明显。

（三）心血管等系统性影响

尽管慢阻肺患者肺毛细血管稀疏、狭窄和破坏，但不是引起肺动脉高压的主要原因，低氧性肺血管收缩是肺动脉高压最主要的病因。缺氧解除后，肺动脉压可恢复正常。长期慢性缺氧可引起肺小动脉平滑肌肥厚、内膜灶性坏死、纤维组织增生、血管狭窄和肺血管重构。慢性缺氧还可导致红细胞增多，血容量和黏度增高，形成多发性肺微小动脉原位血栓，增加肺循环阻力，加重肺动脉高压，最终发展成肺心病和右心衰。慢阻肺系统性炎症反应和全身氧化应激增强可产生全身影响，引起一系列并发症。

五、临床表现

（一）病史

COPD 患病过程有以下特征：①患者多有长期较大量吸烟史，或生物燃料暴露史；②职业性或环境有害物质接触史，如较长期粉尘、烟雾、有害颗粒或有害气体接触史；③COPD 有家族聚集倾向；④多于中年后发病，症状好发于秋冬寒冷季节，常有反复呼吸道感染及急性加重史；⑤COPD 后期可出现低氧血症和（或）高碳酸血症，并发慢性肺源性心脏病（肺心病）和右心衰。

（二）症状

每个 COPD 患者的临床病情取决于症状严重程度（特别是呼吸困难和运动能力的降低）、全身效应和患者会有的各种并发症，而并不是仅仅与气流受限程度相关。COPD 特征性的症状是慢性和持续性的呼吸困难、咳嗽和咳痰。慢性咳嗽和咳痰常早于气流受限发生前多年。然而，需注意有些严重气流受限患者，临床上并无慢性咳嗽和咳痰的症状。①呼吸困难：这是 COPD 最重要的症状，为患者体能丧失和焦虑不安的主要原因，早期仅于劳力时出现，以后逐渐加重，以致日常活动甚至休息时也感觉气短。②慢性咳嗽：通常为首发症状。初起咳嗽呈间歇性，早晨较重，以后早晚或整日均有咳嗽，但夜间咳嗽并不显著。少数病例咳嗽不伴咳痰。也有少数病例虽有明显气流受限但无咳嗽症状。③咳痰：咳嗽后通常咳少量黏液性痰，部分患者在清晨较多；合并感染时痰量增多，常有脓性痰。④喘息和胸闷：不是 COPD 的特异性症状。部分患者特别是重症患者有明显的喘息，听诊有广泛的吸气或呼气相的哮鸣音；胸部紧闷感通常于劳力后发生，与呼吸费力和肋间肌收缩有关。临床上如果听诊没有发现哮鸣音，并不能排除 COPD 的诊断；也不能由于存在这些症状而确定支气管哮喘的诊断。⑤全身性症状：在疾病的临床过程中，特别是在较重患者，可能会发生全身性症状，如体重下降、食欲缺乏、外周肌肉萎缩和功能障碍、精神抑郁和（或）焦虑等。COPD 的并发症很常见，合并存在的疾病常使 COPD 的治疗变得复杂。COPD 患者发生心肌梗死、心绞痛、骨质疏松、呼吸道感染、骨折、抑郁、糖尿病、睡眠障碍、贫血、青光眼和肺癌的危险性增加。合并肺癌时可咯血痰或咯血。

（三）体征

COPD 早期体征不明显。随疾病进展，常有以下体征：①胸部过度膨胀、前后径增大、剑突下胸骨下角（腹上角）增宽及腹部膨凸等；常见呼吸变浅，频率增快，辅助呼吸肌如斜角肌及胸锁乳突肌参加呼吸运动,重症可见胸腹矛盾运动;患者不时采用缩唇呼吸以增加呼出气量;呼吸困难加重时常采取前倾坐位;低氧血症者可出现黏膜及皮肤发绀,伴右心衰者可见下肢水肿、肝脏增大。②由于肺过度充气使心浊音界缩小,肺肝界降低,肺叩诊可呈过度清音。③两肺呼吸音可减低,呼气延长,平静呼吸时可闻干啰音,两肺底或其他肺野可闻湿啰音;心音遥远,剑突部心音较清晰响亮。

(四)COPD急性发作(AECOPD)的临床表现

AECOPD是指COPD患者急性起病的过程,其特征是患者呼吸系统症状恶化,超出日常的变异,并且导致需要改变药物治疗。AECOPD最常见原因是气管-支气管感染,主要是病毒、细菌感染所致。

AECOPD的主要症状是气促加重,伴有喘息、胸闷、咳嗽加剧、痰量增加、痰液颜色和(或)黏度的改变及发热等,还可出现全身不适、失眠、嗜睡、疲乏、抑郁和精神紊乱等症状。与急性加重期前的病史、症状、体格检查、肺功能测定、血气等实验指标比较,对判断COPD严重程度甚为重要。对AECOPD患者,神志变化是病情恶化的最重要指标。AECOPD的实验室检查如下。①肺功能测定:对于加重期患者,难以满意地进行肺功能检查。通常$FEV_1 < 1$ L提示严重发作。②动脉血气分析:呼吸室内空气下,$PaO_2 < 60$ mmHg和(或)$SaO_2 < 90\%$,提示呼吸衰竭。如$PaO_2 < 50$ mmHg,$PaCO_2 > 70$ mmHg,pH<7.30,提示病情危重,需加严密监护或住ICU治疗。③胸片和心电图(ECG):胸片有助于COPD加重与其他具有类似症状疾病的鉴别。ECG对右心室肥厚、心律失常及心肌缺血诊断有帮助。螺旋CT扫描和血管造影,或辅以血浆D-二聚体检测是诊断COPD合并肺栓塞的主要手段。低血压和(或)高流量吸氧后PaO_2不能升至60 mmHg以上也提示肺栓塞。如果高度怀疑合并肺栓塞,临床上需同时处理COPD急性加重和肺栓塞。

六、辅助检查

(一)肺功能检查

肺功能检查是判断有无气流受限、诊断慢阻肺的"金标准",对慢阻肺严重度评价、监测治疗反应和疾病进展、评估预后也有重要意义。应对所有慢性咳嗽、咳痰和危险因素接触史(即使没有出现呼吸困难)者进行肺功能检查,首次诊断最好在缓解期、吸入支气管舒张剂20 min后进行。吸入支气管舒张剂后$FEV_1/FVC < 70\%$并排除其他疾病引起的气流受限即可确诊。其后每年至少随访1次肺功能。FEV_1占预计值百分比是判断气流受限程度的良好指标。深吸气量(IC)=潮气量(VT)+补吸气量(IRV),IC与呼吸困难及运动能力的关系较FEV_1更密切,评价支气管舒张剂疗效也较FEV_1好。肺过度充气指标TLC、FRC和RV增高,RV/TLC增高,而VC降低。一氧化碳弥散量(DLco)降低,DLco与肺泡通气量(VA)之比(DLco/VA)较单纯DLco更敏感。慢阻肺支气管舒张试验可以阳性,特别是急性加重时。支气管舒张试验阴性的患者接受支气管舒张剂治疗也有益。

(二)胸部X线检查

早期X线胸片可无明显变化。有肺过度充气后可发现胸廓前后径增长,肋间隙增宽,肺野透亮度增高,膈肌低平,心影狭长,肺血管纹理残根状,肺外周血管纹理稀疏等,有时见肺大疱形成。并发肺动脉高压和肺心病时,除右心增大的X线征外,还可有肺动脉圆锥膨隆、肺门血管影扩大及右下肺动脉增宽等。

（三）胸部 CT 检查

高分辨率CT（HRCT）有助于本病的鉴别诊断，且对辨别小叶中央型或全小叶型肺气肿及确定肺大疱的大小和数量有很高敏感性和特异性，对预计肺大疱切除或外科减容术的效果也有一定价值。研究还表明低剂量 CT 对早期诊断也有重要参考价值。

（四）动脉血气分析

$FEV_1 < 40\%$预计值及具有呼吸衰竭或右心衰临床征象者，均应行动脉血气分析。血气异常首先表现为轻中度低氧血症。随疾病进展，低氧血症逐渐加重，并出现高碳酸血症。

（五）睡眠呼吸监测

睡眠呼吸监测适用于怀疑睡眠呼吸暂停或者睡眠时低氧血症者。慢阻肺患者睡眠呼吸暂停发生率与相同年龄的普通人群大致相同，但是两种情况并存时睡眠中血氧饱和度下降更显著。

（六）其他检查

COPD 并发感染时，痰涂片可见大量中性粒细胞，痰培养可检出各种病原菌，常见肺炎链球菌、流感嗜血杆菌、卡他莫拉菌、肺炎克雷伯杆菌等，革兰阴性杆菌的比例高于社区获得性肺炎。部分急性发作者血白细胞计数增高。慢性缺氧者血红蛋白升高，并发肺心病者血黏度增高。早年出现严重肺气肿者 α_1-AT 量或活性可能降低，该病多见于白种人。

七、诊断

根据吸烟等高危因素接触史，呼吸困难、慢性咳嗽或多痰等症状可考虑 COPD 的临床诊断，确诊需行肺功能检查。吸入支气管舒张剂后 $FEV_1/FVC < 70\%$ 是 COPD 诊断的必备条件。但也有少数患者并无咳嗽、咳痰，仅在肺功能检查时发现 $FEV_1/FVC < 70\%$，在排除其他疾病后，也可诊断为 COPD。

八、鉴别诊断

COPD 应与支气管哮喘、支气管扩张症、充血性心力衰竭、肺结核等鉴别。

（一）支气管哮喘

COPD 主要与支气管哮喘进行鉴别诊断。一般认为 COPD 患者有重度的吸烟史，影像学上有肺气肿的证据，弥散功能降低，慢性低氧血症等支持 COPD 的诊断。而支气管哮喘则与上述 4 项特征相反，且应用支气管扩张剂或皮质激素后肺功能显著改善则支持哮喘的诊断。

发病机制的差异：COPD 的炎症过程与支气管哮喘有本质的差别，如同时患有这两种疾病，具有这两种疾病的临床和病理生理特征，鉴别 COPD 和支气管哮喘就相当困难。但 COPD 与哮喘的病因、病程中所涉及的炎症细胞、所产生的炎症递质均不同，且对皮质激素治疗的效果也不一样。

（二）充血性心力衰竭

COPD 的重要临床表现是呼吸困难，而呼吸困难是心功能不全（充血性心力衰竭）的重要症状之一，有时临床上 COPD 需要与充血性心力衰竭相鉴别。充血性心力衰竭的主要症状为呼吸困难、端坐呼吸、发绀、咳嗽、咯血性痰、衰弱、乏力等。痰中有大量的心力衰竭细胞。体格检查发现左心增大、心前区器质性杂音、肺动脉瓣第二音亢进、奔马律、双肺底湿啰音等。臂－舌循环时间延长。

充血性心力衰竭所致呼吸困难的临床特点可概括如下：①患者有重症心脏病存在，如高血压心脏病、二尖瓣膜病、主动脉瓣膜病、冠状动脉粥样硬化性心脏病等；②呼吸困难在坐位或立位减轻，卧位时加重；③肺底部出现中、小湿啰音；④X线检查心影有异常改变，肺门及其附近充血，或兼有肺水肿征；静脉压正常或升高，臂—舌循环时间延长。

急性右心衰见于肺栓塞所致的急性肺源性心脏病，主要表现为突然出现的呼吸困难、发绀、心动过速、静脉压升高、肝大与压痛、肝颈回流征等。严重病例（如巨大肺栓塞）迅速出现休克。

COPD合并肺心病时，临床上需与反复发生肺血栓栓塞所致的慢性肺源性心脏病相鉴别。但两者一般较容易区别，COPD患者往往有长期咳喘病史，而肺血栓栓塞所致的肺心病则有深静脉血栓病史；COPD患者有肺气肿体征，听诊可闻哮鸣音或干啰音，胸部X线检查显示肺部过度充气等，肺功能检查可发现气流受限，而肺血栓栓塞所致肺心病则缺乏这些特点。

(三)支气管扩张

支气管扩张患者有时可合并气流受限，支气管扩张多数有肺炎病史，特别是麻疹、百日咳、流感等所继发的支气管性肺炎。咯血是支气管扩张的常见症状，90％患者有不同程度的咯血，并可作为诊断的线索。

支气管扩张的好发部位是下肺，左下叶较右下叶为多见，最多累及下叶基底段。病变部位出现呼吸音减弱和湿啰音，位置相当固定，体征所在的范围常能提示病变范围的大小。常有杵状指。

胸部HRCT扫描可用于支气管扩张的诊断，HRCT扫描诊断支气管扩张的敏感性为63.9％～97％，特异性为93％～100％。HRCT扫描可显示2 mm支气管，增强影像清晰度。支气管扩张的CT表现如下。①柱状支气管扩张：如伴发黏液栓时，呈柱状或结节状高密度阴影。当支气管管腔内无内容物时，表现为支气管管腔较伴随的肺动脉内径明显增大，管壁增厚，呈现环状或管状阴影，肺野外带见到较多的支气管影像。②囊状支气管扩张：常表现为分布集中，壁内、外面光滑的空腔，有时可见液平。③支气管扭曲及并拢：因肺部病变牵拉导致支气管扩张时，常合并支气管扭曲及并拢。

(四)肺结核

肺结核与COPD不同，肺结核患者以青壮年占大多数，常常以咯血为初发症状而就诊。咯血后常有发热，是由病灶弥散及病情发展所致。患者常同时出现疲乏、食欲缺乏、体重减轻、午后潮热、盗汗、脉快、心悸等全身中毒症状。

临床上细菌学检查是肺结核诊断的确切依据，但并非所有的肺结核都可得到细菌学证实。痰结核菌检查阳性可确诊为肺结核，且可肯定病灶为活动性。但痰结核菌阴性并不能否定肺结核的存在，对可疑病例须反复多次痰液涂片检查，如有需要，可采取浓集法、培养法、PCR法、BACTEC法。在咯血前后，因常有干酪性坏死物脱落，其中痰结核菌阳性率较高。

(五)闭塞性细支气管炎

闭塞性细支气管炎是一种小气道疾病，患者可能有类风湿关节炎病史或烟雾接触史，发病年龄通常较轻且不吸烟。临床表现为快速进行性呼吸困难，肺部可闻及高调的吸气中期干鸣音；胸片检查提示肺过度充气，但无浸润阴影，CT扫描在呼气相显示低密度影。肺功能显示阻塞性通气功能障碍，而一氧化碳弥散功能正常。肺活检显示直径为1～6 mm的小支气管和细支气管的瘢痕狭窄和闭塞，管腔内无肉芽组织息肉，而且肺泡管和肺泡正常。闭塞性细支气管炎对皮质激素治疗反应差，患者常常预后不良。

（六）弥散性泛细支气管炎（DPB）

弥散性泛细支气管炎是一种鼻旁窦-支气管综合征，其特征为慢性鼻旁窦炎和支气管炎症。主要表现为慢性咳嗽、咳痰，伴有气流受限和活动后呼吸困难，并可导致呼吸功能障碍。常有反复发作的肺部感染，并可诱发呼吸衰竭。DPB 与 COPD 在临床症状有相似之处，DPB 可被误诊为 COPD、支气管扩张和肺间质纤维化等。DPB 和 COPD 虽均表现为阻塞性通气功能障碍，但 COPD 患者的胸片缺乏结节状阴影。病理学检查有助于本病的确诊。

九、慢性阻塞性肺疾病急性加重期的治疗

（一）药物治疗

慢阻肺急性加重的药物治疗最常用的三大类药物是支气管扩张剂、糖皮质激素和抗菌药物。

1.支气管扩张剂

单一吸入短效 β_2 受体激动剂，或短效 β_2 受体激动剂和短效抗胆碱能药物联合吸入，通常在急性加重时为优先选择的支气管扩张剂。研究显示单一吸入短效 β_2 受体激动剂或短效抗胆碱能药物或两者联合吸入在短期（90 min）和长期（24 h）FEV_1 改善上未呈现显著差异，使用定量吸入器和雾化吸入没有区别，后者可能更适合于较重的患者或者吸入器使用困难者，但雾化吸入导致空气中病原体传播的潜在风险可能限制其使用。研究表明 92% 的患者可以正确有效地使用定量吸入器，58% 的患者认为定量吸入器比雾化吸入使用更简单。

急性加重时长效支气管扩张剂合并吸入糖皮质激素是否效果更好尚不确定。对 14 项研究进行系统评价的结果显示慢阻肺急性加重患者合用 ICS/LABA 和单独使用 LABA 的住院率和病死率没有明显差异，合用 ICS/LABA 比单独使用 LABA 的患者在生活质量症状评分、急救药物的使用和 FEV_1 等方面有一定的改善，而合用 ICS/LABA 发生肺炎的风险更高。

茶碱是一种非选择性的磷酸二酯酶抑制剂，具有舒张支气管的作用，对于其在慢阻肺急性加重患者中的应用，现有的临床研究数据不能提供足够的支持。一项在 169 名慢阻肺急性加重患者中进行的系统评价结果显示，静脉注射氨茶碱组和安慰剂组 2 h FEV_1 水平没有明显差异，3 d FEV_1 水平显著升高。1 周内再入院率、住院时间、症状评分等两组没有显著差异。氨茶碱组较安慰剂组的不良反应显著增加，恶心呕吐的发生率是安慰剂组的 5 倍，其他包括震颤、心悸、心律失常等未达到统计学意义。茶碱可能适用于短效支气管扩张剂效果不好的患者，其常见的不良反应要求临床医生在选择患者时更加慎重。在 19 111 名稳定期慢阻肺患者中进行的系统评价显示，使用磷酸二酯酶 4 抑制剂可以显著降低急性加重发生的风险，实验组比安慰剂组急性加重的发生可减少 6%，同时胃肠道不良反应显著增加。未来关于磷酸二酯酶抑制剂是否能用于慢阻肺急性加重患者，需要更多大规模长期的临床研究加以明确。

2.糖皮质激素

使用糖皮质激素能够缩短康复时间，改善肺功能（FEV_1）和动脉血氧分压（PaO_2），并降低早期复发的危险性，减少治疗失败率和缩短住院时间，但有血糖升高等不良反应的风险。在慢阻肺急性加重住院患者中进行的研究提示口服低剂量激素和静脉注射高剂量激素的治疗失败率无差异，而经倾向性配对分析发现口服激素的治疗失败率更低、住院时间更短、花费更少。激素除了上述的口服或静脉应用之外，在急性发作期能否雾化吸入呢？对此进行了研究，发现雾化吸入激素（布地奈

德)与口服激素(泼尼松)相比,FEV_1 的改善、$PaCO_2$ 的降低和不良反应的发生率均相同,只是 PaO_2 改善没有口服激素明显,但发生高血糖的比例比口服激素低。因此,雾化吸入布地奈德有可能是替代口服或静脉应用激素治疗慢阻肺急性加重的较好方法。但是,目前这方面的研究还不够,尚未对其合适的剂量和疗程达成共识,其对减少慢阻肺急性加重的发作次数和延长发作间隔是否有作用还有待于今后进一步研究。

3.抗菌药物

研究报道 50%～80% 的慢阻肺急性加重由呼吸系统感染引起,其中细菌感染占 40%～60%,病毒感染约占 30%,细菌/病毒混合感染占 20%～30%。感染引起急性加重的患者较未感染者的肺功能损伤更重,住院时间更长,尤其是合并混合感染的患者。美国一项多中心回顾性研究显示慢阻肺急性加重患者早期采用抗生素治疗较未使用抗生素者机械通气的使用率、再入院率和病死率都大大降低。对 11 项研究进行的系统评价提示使用抗生素可以显著降低慢阻肺急性加重住院患者的治疗失败率,缩短 ICU 患者的住院时间和降低病死率。长期或间断使用抗生素可以减少气道细菌定植和抑制支气管炎症,从而预防慢阻肺急性加重和改善患者的生活质量。

慢阻肺急性加重患者呼吸系统感染常见的病原体包括肺炎链球菌、流血嗜血杆菌、卡他莫拉菌、副流血嗜血杆菌、铜绿假单胞菌等。其中,肺炎链球菌是主要致病菌,常见于肺功能差、急性加重频发、有并发症的患者。抗菌药物类型应根据当地细菌耐药情况选择。一项在美国 375 家急诊医院 19 608 名慢阻肺急性加重患者中进行的回顾性研究显示应用大环内酯类与喹诺酮类药物的患者治疗失败率、住院时间和花费无显著差异。而我国大部分地区肺炎链球菌对大环内酯类药物高度耐药,因此因地制宜、因人而异地选择抗生素至关重要。

抗生素滥用是病原菌耐药的主要原因,安全有效地选择抗生素的种类和使用人群可以缓解病原菌耐药的严峻形势。一项前瞻性的干预研究显示有浓痰的使用抗生素的慢阻肺急性加重患者与没有浓痰未使用抗生素的患者的治疗失败率一致,提示后者可以避免抗生素的使用。当慢阻肺急性加重具有 3 个症状,即呼吸困难、痰量增加、脓性痰时推荐使用抗菌药物,如果仅有两个症状且其中一个是脓性痰时也推荐使用。此外,还包括病情危重需要机械通气的患者。

研究发现 CRP 的水平与细菌的存在相关,随着 CRP 水平的升高,抗生素的疗效逐渐增强,而 PCT 水平较低的患者在抗生素治疗中更受益。这些生物标志物将有助于临床医生选择抗生素,并为其未来是否能用于慢阻肺急性加重的治疗提供思路。

抗生素联合全身应用激素治疗效果尚存在争议。一项在慢阻肺急性加重患者中进行的随机双盲对照研究显示多西环素联合激素组较安慰剂联合激素组 10 d 临床治愈率、微生物治愈率显著提高,症状明显改善,而 30 d 临床治愈率两组无显著差异。

(二)呼吸支持

慢阻肺急性加重患者合并呼吸衰竭的病死率显著增高。控制性氧疗和机械通气可以通过改善酸中毒和高碳酸血症防治急性呼吸衰竭。

1.控制性氧疗

氧疗的目标是维持患者的血氧饱和度在 88%～92%。氧疗应采用个体化治疗,时间和流量应根据患者的急性加重程度和血氧情况进行调整,氧疗开始 30～60 min 后应进行动脉血气分析检查。

　　研究显示在慢阻肺急性加重患者的入院前处理中,滴定氧疗患者比高流量氧疗患者的病死率下降78%,呼吸性酸中毒和高碳酸血症的发生明显减少。慢阻肺急性加重患者高流量吸氧可以加剧通气血流比值失调,降低肺泡通气量,导致二氧化碳潴留,加重高碳酸血症,甚至引起患者意识障碍。然而,此时如果突然停止氧疗,可能导致致命的反弹性低氧,血氧分压甚至低于吸氧前。正确的处理方法是尽快给予机械通气支持,在其就绪前可以给予28%或35%的Venturi面罩给氧,根据患者当时的二氧化碳分压而定。2010年的一项调查显示高流量氧疗或者雾化吸入高流量氧气在慢阻肺急性加重患者的入院前处理中所占的比率较2005年(91.7%)有所下降,但仍占大部分(77.5%),使用气动雾化器或者定量吸入器可能减少高流量氧疗的应用。

　　2.机械通气

　　1)无创机械通气(NIV):无创正压通气(NIPPV)可以显著降低慢阻肺急性加重的病死率、气管插管率和治疗失败率,迅速改善1小时pH、$PaCO_2$和呼吸速率,并减少并发症和住院时间。

　　慢性阻塞性肺疾病全球倡议(GOLD)推荐无创机械通气(NIV)的使用至少符合以下一个条件:①呼吸性酸中毒[动脉血pH≤7.35和(或)$PaCO_2$>45 mmHg];②严重呼吸困难合并临床症状,提示呼吸肌疲劳、呼吸功增加,如应用辅助呼吸机呼吸、出现胸腹矛盾运动或者肋间隙肌群收缩。轻中度呼吸衰竭患者(7.25≤pH≤7.35)NIV治疗失败率15%～20%,重度呼吸衰竭患者(pH<7.25)NIV治疗失败率达52%～62%。研究表明,相比药物治疗,应用NIV治疗的患者的1小时pH、呼吸速率改善更快,呼吸困难时间更短,1年再入院率更低,长期预后更好。对于有创机械通气(IMV)来说,使用NIV的病死率并没有显著增高,而并发症更少,比如呼吸机相关肺炎、脱机困难等。因此,即使对于NIV失败风险较高的患者,除意识丧失、气道痉挛、需要保护气道等特殊情况外,考虑应用NIV也是合理的。对于pH≥7.35的伴高碳酸血症的慢阻肺急性加重患者,有研究表明早期应用NIV可以显著降低住院时间并快速改善$PaCO_2$和pH。此外,NIV可以增强慢阻肺急性加重患者的运动耐力,有助于尽快康复。

　　目前,关于NIV应用时机选择的问题仍然存在争议。有研究认为对于中重度酸中毒患者应尽早给予NIV治疗,患者一旦出现中度呼吸性酸中毒(pH≤7.35,$PaCO_2$升高)应立即进行NIV。而有的研究认为,对于死亡风险低的慢阻肺急性加重患者,NIV的效果并不显著,而过度使用NIV可能会浪费医疗资源。由于很难找到一个客观的量化标准来衡量,未来需要一种优化的多维的方法进行研究。

　　2)有创机械通气(IMV):有创机械通气可以降低呼吸频率,改善PaO_2、$PaCO_2$和pH,降低病死率和治疗失败的风险,但是伴随并发症(呼吸机相关肺炎、气压伤、脱机困难)的发生和住院治疗时间的延长。一些观点认为慢阻肺患者死于急性呼衰的病死率比插管的患者死于非慢阻肺病因的病死率低。然而,有证据表明一些本可能生存下来的患者对预后持盲目悲观态度而拒绝接受插管。

　　GOLD推荐有创机械通气指征如下:不能耐受NIV或NIV治疗失败(或不适合NIV);呼吸或心脏暂停;呼吸暂停伴有意识丧失或急促喘息;精神状态受损,严重的精神障碍需要镇静剂控制;大量吸入;长期不能排出呼吸道的分泌物;心率<50次/分,伴有意识丧失;严重的血流动力学不稳定,对液体疗法和血管活性药物无反应;严重的室性心律失常;威胁生命的低氧血症,不能耐受NIV。实际情况中,IMV的应用受很多因素影响,包括患者的年龄、BMI、呼吸症状、血气分析情况、意识状态、并发症等。此外,医生、诊疗指南、ICU的负荷、患者的意愿、既往气管插管情况等在评估患者的适应性时也应纳入考虑。随着NIV的广泛应用及临床医生经验的积累,NIV应用的范

围较前更广,成功率更高,而 IMV 的应用范围相应缩小。

3)有创-无创序贯机械通气:有创-无创序贯机械通气是针对慢阻肺病情特点及规律的机械通气策略。序贯通气是指呼吸衰竭患者行有创机械通气后,在未达到拔管-撤机标准之前即撤离有创通气,继之以 NIPPV,然后逐渐撤机的通气方式。实施序贯通气的一个关键在于准确把握有创通气转为无创通气的切换点。实施序贯通气时,有创通气过早转为 NIPPV 可能因 NIPPV 无法维持通气而导致再次插管,过迟转为 NIPPV 则可能出现呼吸机相关性肺炎(VAP)。为此,我国学者提出以"肺部感染控制窗(PIC 窗)"作为有创通气和无创通气之间的切换点,符合慢阻肺急性加重的治疗规律,能比较准确地判断早期拔管时机,显著改善治疗效果。

该观点认为,慢阻肺急性加重时,支气管-肺部感染和通气功能不全同时存在,通过有创通气、有效引流痰液、合理应用抗生素后,感染多可得到控制,临床上表现为痰量减少、痰液变稀、痰色转白、体温下降、白细胞计数降低、X 线胸片上支气管-肺部感染影消退,这一肺部感染得到控制的阶段即称 PIC 窗。PIC 窗是支气管-肺部感染相关的临床征象出现好转的一段时间,而呼吸肌疲劳仍明显,并成为需使用机械通气的主要原因,此时撤离有创通气,继之无创通气,既可进一步缓解呼吸肌疲劳,改善通气功能,又可避免长时间应用有创通气易导致的呼吸机相关肺炎的发生,为以后撤除无创通气创造条件。随后在我国进行的多中心随机对照研究也表明,以 PIC 窗为切换点行有创-无创序贯性机械通气治疗慢阻肺急性加重并严重呼吸衰竭患者,不仅能明显缩短有创通气时间,减少 VAP 发生,并且能降低患者的病死率。这项研究中序贯通气组较常规通气组 VAP 发生率明显下降,且拔管后再插管例数无明显差异,表明以 PIC 窗作为有创通气转为 NIPPV 的切换点具有良好的安全性。该研究中还强调有创-无创通气的连贯性,即在患者撤离有创通气后即刻行 NIPPV,给予患者持续的正压通气支持,否则可能导致病情反复甚至恶化。国外有关慢阻肺急性加重应用有创-无创序贯通气策略的试验所得到的结论与该研究类似,序贯通气可明显缩短有创通气时间,减少 VAP,缩短住 ICU 时间,降低病死率。国内的这项研究与国外研究的主要区别在于有创通气转为 NIPPV 的切换点不同。国外研究在有创通气早期以 T 管撤机试验为标准,对撤机试验失败的患者行序贯通气,我国学者认为对肺部感染不显著的患者可采用此法,而对支气管-肺部感染明显的患者,以 PIC 窗的出现作为切换点,可能更符合慢阻肺急性加重的治疗规律。

总而言之,慢阻肺急性加重的治疗采用逐步升级治疗策略,合理的药物治疗和适当的氧疗是基础治疗,早期采用 NIV 可以预防临床症状的恶化,对于有气管插管指征的患者应尽早插管。此外,维持液体平衡、注意利尿剂的使用、抗凝、治疗并发症、改善营养状况和院外治疗对慢阻肺急性加重患者同样重要。社区护士的家访可以降低出院较早的慢阻肺急性加重患者的再入院率。安全有效的肺康复治疗可以改善慢阻肺急性加重患者的生活质量,降低住院率和病死率。戒烟、流感疫苗和肺炎链球菌疫苗可以减少住院次数并预防慢阻肺急性加重的发生。

近年来,越来越多的研究发现一些生物标志物可以独立预测慢阻肺急性加重患者的预后。血清尿酸、超敏肌钙蛋白 T、促肾上腺素等与慢阻肺急性加重患者的病死率和住院次数呈正相关,肽素可以稳定预测慢阻肺急性加重患者的短期和长期预后,与住院时间延长和治疗失败(发病后 6 个月内再发或死亡)显著相关。这些生物标志物未来可能用于评价疗效、指导治疗及预测预后,有助于个体化治疗的实现。

十、稳定期 COPD 的处理原则

根据 COPD 病情评估的严重程度不同,选择的治疗方法也有所不同。一般来说,COPD 的稳定期治疗分为两大部分:非药物治疗和药物治疗。

十一、COPD 并发症的处理

COPD 常常和其他疾病合并存在,常见为心血管疾病、骨质疏松、焦虑和抑郁、肺癌、感染、代谢综合征和糖尿病等。这些疾病的存在可对疾病的进展产生显著影响。COPD 患者无论病情轻重,均可出现并发症,鉴别诊断有时很困难。如果患者同时患有 COPD 和心力衰竭,则心力衰竭恶化可影响 COPD 急性加重。

(一)心血管疾病

心血管疾病(CVD)是 COPD 的主要并发症,可能是与 COPD 共同存在的最为常见和最为重要的疾病。CVD 常见 4 种类型:缺血性心脏病(IHD)、心力衰竭(HF)、心房颤动(AF)和高血压。

1.IHD

COPD 患者中 IHD 是增加的,但 COPD 患者发生心肌损伤容易被忽略,因而 IHD 在 COPD 患者中常常诊断不足。

COPD 患者合并 IHD 治疗:应该按照 IHD 进行治疗。目前无证据表明在存在 COPD 时,IHD 的治疗有所不同。无论是治疗心绞痛还是其后的心肌梗死,在相当多合并 IHD 的患者中,β 受体阻断剂有应用指征。选择性 β_1 受体阻断剂治疗考虑是安全的,但这是根据相对较少的研究而获得的结论。治疗 IHD 时,如果 β 受体阻断剂有指征时,其有益的一面高于治疗带来的潜在风险,即使重症 COPD 患者也如此。IHD 患者的 COPD 治疗:按 COPD 常规治疗进行,目前无证据表明在患有 IHD 时 COPD 的治疗有所不同。在合并存在不稳定型心绞痛时,应该避免使用高剂量的 β 受体激动剂。

2.HF

HF 也是 COPD 常见的一种并发症。大约 30% 稳定期的 COPD 患者合并一定程度的 HF,HF 的恶化需要与 COPD 急性加重进行鉴别诊断。此外,大约 30% 的 HF 患者临床上合并 COPD。合并 COPD 常常是急性 HF 患者住院的原因。HF、COPD 和哮喘是呼吸困难常见原因,经常被混淆。临床上处理这些并发症时需要格外小心。

COPD 患者合并 HF 治疗:HF 应该按照常规 HF 进行治疗。现无证据表明,存在 COPD 时 HF 的治疗有所不同。选择性 β_1 受体阻断剂治疗显著改善 HF 的生存率,然而合并 COPD 却成为患者不能获得充分治疗的最为常见的原因。但是,HF 患者如果合并 COPD,在进行治疗时应该与治疗 HF 相似,考虑应用选择性 β_1 受体阻断剂治疗是安全的。研究表明,在应用比索洛尔治疗 COPD 患者合并 HF 时,FEV_1 是降低的,但并没有出现症状的恶化。通常选择性 β_1 受体阻断剂优于非选择性 β 受体阻断剂。选择性 β_1 受体阻断剂治疗 HF 的临床优越性,明显高于治疗带来的潜在风险,即使在重症 COPD 患者中也是如此。

HF 患者的 COPD 治疗:COPD 应该按常规进行治疗,目前无直接的证据表明合并 HF 时 COPD 的治疗有所不同。这是根据在 HF 患者合并 COPD 的长期研究而获得的结论。研究发现,

HF 患者吸入 β 受体激动剂治疗增加了死亡和住院的风险,提示重症 HF 患者在进行 COPD 治疗时需要密切随诊。

3.AF

AF 是一种最为常见的心律失常,COPD 患者中 AF 的发生率增加。COPD 合并 AF 对于临床医师而言,是一个难题。由于疾病的共同存在,造成明显的呼吸困难和活动能力下降。

COPD 患者合并 AF 的治疗:AF 应该按照常规 AF 进行治疗,目前没有证据表明,合并 COPD 时 AF 的治疗与其他患者有所不同。如果应用 β 受体阻断剂,则优先应用选择性 $β_1$ 受体阻断剂。

AF 患者的 COPD 治疗:COPD 应该按常规进行治疗,但目前在 AF 患者中应用治疗 COPD 的药物尚无充分的证据。因为在临床研究中,这些患者常常被排除。临床上,如果应用大剂量的 β 受体激动剂治疗,应当分外小心,以免难以控制心率。

4.高血压

在 COPD 患者中,高血压是最为常见的并发症,对疾病的进展产生很大的影响。COPD 患者合并高血压,高血压应该按照高血压进行常规治疗,目前没有证据表明,合并 COPD 时高血压的治疗有所不同。在目前的高血压治疗中,β 受体阻断剂的治疗作用已经不那么显著了。如果 COPD 患者要应用这类药物,则应该选择选择性 $β_1$ 受体阻断剂。同样,高血压患者的 COPD 治疗,应该按常规 COPD 进行治疗。

(二)骨质疏松

骨质疏松是 COPD 的主要并发症,经常被漏诊,可伴有健康状况的恶化和疾病进展。在体重指数下降和无脂体重降低的 COPD 患者中,骨质疏松也较多见。COPD 患者合并骨质疏松时,骨质疏松按照骨质疏松常规进行治疗。骨质疏松的患者在患有 COPD 时,其稳定期 COPD 的治疗同样与常规治疗一样。研究表明,吸入曲安西龙可能导致骨质丢失的增加。另外研究发现,吸入布地奈德或者吸入氟替卡松则没有出现类似情况。

全身应用糖皮质激素治疗显著增加了骨质疏松的风险,应该避免在 COPD 急性加重时反复使用糖皮质激素治疗。

(三)焦虑和抑郁

焦虑和抑郁也是 COPD 常见的并发症,两者常发生在年龄较轻、女性、吸烟、FEV_1 较低、咳嗽、SGRQ 评分较高及合并有心血管疾病的患者中。COPD 患者合并焦虑和抑郁的治疗,应该按照焦虑和抑郁常规进行。同样焦虑和抑郁的患者如果并发 COPD 时,也按照 COPD 的常规进行治疗。应该重视肺康复对这类患者的潜在效应,体育活动通常对抑郁有一定的疗效。

(四)肺癌

COPD 患者常合并肺癌。在轻度 COPD 患者中,肺癌是患者死亡的最为常见原因。COPD 患者合并肺癌的治疗应该按照肺癌进行,但是由于 COPD 患者肺功能常常明显降低,肺癌的外科手术治疗往往受到一定限制。肺癌患者如果并发 COPD,COPD 的治疗也与往常一样,没有证据表明合并肺癌后其治疗有所不同。

(五)感染

重症感染,尤其是呼吸道感染,在 COPD 患者中常见。COPD 患者合并感染在治疗时,应用大环内酯类抗生素可以增加茶碱的血浓度。此外,合并 COPD 时的感染治疗,目前并无证据表明应该有所不同。但是,反复应用抗生素治疗可能增加抗生素耐药菌株的风险,严重感染时需要较为广泛的细菌培养。感染患者合并 COPD 的处理时,COPD 的治疗同往常一样。但如果患者在吸入糖皮质激素治疗时反复发生肺炎,则应该停止吸入糖皮质激素,以便观察是否是应用这一药物而导致反复发生肺炎的。

(六)代谢综合征和糖尿病

COPD 患者中合并代谢综合征和糖尿病较为常见,而且糖尿病对疾病的进展有一定影响。COPD 患者合并糖尿病的治疗,其糖尿病应该按常规指南进行。但是,对于重症 COPD 患者,不主张其体重指数<21 kg/m² 。如果糖尿病患者患有 COPD 时,其 COPD 的治疗也同往常一样。

第二节　支气管哮喘

支气管哮喘简称哮喘,是由多种细胞(如嗜酸性粒细胞、肥大细胞、T 细胞、中性粒细胞、平滑肌细胞、气道上皮细胞等)和细胞组分参与的气道慢性炎症性疾病。主要特征包括气道慢性炎症,气道对多种刺激因素呈现的高反应性,广泛多变的可逆性气流受限及随病程延长而导致的一系列气道结构的改变,即气道重构。临床表现为反复发作的喘息、气急、胸闷或咳嗽等症状,常在夜间及凌晨发作或加重,多数患者可自行缓解或经治疗后缓解。根据全球和我国哮喘防治指南提供的资料,经过长期规范化治疗和管理,80%以上的患者可以达到哮喘的临床控制。

一、病因

目前认为哮喘的发生受宿主因素和环境因素双重影响。

(一)宿主因素

1.遗传

哮喘与多基因遗传有关,具有明显家族聚集倾向。国际哮喘遗传学协作研究组等组织将哮喘候选基因定位多条染色体,包括染色体 1、2、3、7、8、12、13、14、16、17、20 等的不同位点。这些哮喘遗传易感基因与气道高反应性、IgE 调节和特应性反应相关。

2.特应性

特应性患者气道嗜酸性粒细胞、T 细胞升高明显,非特应性患者与中性粒细胞升高相关。

3.气道高反应性

见下文发病机制中的概述。

4.性别和种族

早期研究发现儿童中黑种人较白种人患哮喘风险高,但种族并不是决定因素,这可能与诊断和治疗差异有关;男性多为早期发作型,女性多为晚期发作型,即年龄小于 15 岁的男孩和年龄至少为30 岁的妇女先后出现两个发病高峰。

5.肥胖

体重超重、惯于久坐、活动少、长时间逗留在室内,增加个体暴露于家中过敏原的危险性。

(二)环境因素

1.变应原

屋尘螨和真菌是室内空气中的主要变应原。花粉与草粉是室外常见的变应原,木本植物(树花粉)常引起春季哮喘,而禾本植物的草类花粉常引起秋季哮喘

2.职业性致敏物

常见的变应原有谷物粉、面粉、动物皮毛等。低分子量致敏物质的作用机制尚不明确,高分子量的致敏物质可能是通过与变应原相同的变态反应机制致敏患者诱发哮喘。

3.药物、食物及添加剂

药物引起哮喘发作有特异性和非特异性反应两种,前者以生物制品过敏最常见,而后者发生于使用交感神经阻断药、副交感神经增强剂以及环氧化酶抑制剂,如普奈洛尔(心得安)、新斯的明、阿司匹林等。食物过敏大多属于Ⅰ型变态反应,如牛奶、鸡蛋、海鲜及调味食品类等可作为变应原。

4.感染

呼吸道病毒感染与哮喘的形成和发作有关,最常见的是鼻病毒。细菌、衣原体和支原体感染在哮喘中的作用尚存争议。

5.烟草暴露、空气、环境污染

与哮喘发病关系密切,最常见的是煤气(尤其是 SO_2)、油烟、被动吸烟、杀虫喷雾剂等。

哮喘的发作可具有相同的诱发因素,如变应原、空气污染物、呼吸道感染、二氧化硫、食物添加剂和药物等。此外下列因素也可诱导哮喘发作。

1)精神因素:紧张不安、情绪激动等会促使哮喘发作,一般认为是通过大脑皮质和迷走神经反射或过度换气所致。

2)运动和通气过度:有 $70\% \sim 80\%$ 的哮喘患者在剧烈运动后诱发哮喘发作,称为运动性哮喘。其机制可能为剧烈运动后过度呼吸,使气道黏膜上皮的水分和热量丢失暂时渗透压过高,诱发支气管平滑肌痉挛。

3)气候改变:气温、相对湿度、气压和空气中离子等发生改变时可诱发哮喘,故在寒冷季节或秋冬气候转变时较多发病。

4)月经、妊娠等生理因素:不少女性哮喘患者在月经前 $3 \sim 4$ d 有哮喘加重的现象,可能与经前期黄体酮的突然下降有关。妊娠对哮喘的作用主要表现为机械性的影响及哮喘有关的激素变化,一般无规律性。

二、发病机制

哮喘的发病机制尚不完全清楚。多数人认为哮喘与变态反应、气道炎症、气道反应性增高及神经机制等因素相互作用有关。

(一)变态反应

当变应原进入具有特应性体质的机体后,可刺激机体通过 T 细胞的传递,由 B 细胞合成特异性 IgE,并结合于肥大细胞和嗜碱性粒细胞表面的高亲和性的 IgE 受体;IgE 也能结合于某些 B 细胞、巨细胞、单核细胞、嗜酸性粒细胞、NK 细胞及血小板表面的低亲和性 IgE 受体。若变应原再次进入体内,可与结合在 IgE 受体上的 IgE 交联,使该细胞合成并释放多种活性递质,导致平滑肌收

缩、黏液分泌增加、血管通透性增高和炎症细胞浸润等。炎症细胞在递质的作用下又可分泌多种递质，使气道病变加重，炎症反应增加，产生哮喘的临床症状。

根据变应原吸入后哮喘发生的时间，可分为速发型哮喘反应(IAR)、迟发型哮喘反应(LAR)和双相型哮喘反应(OAR)。IAR 几乎在吸入变应原的同时立即发生反应，15～30 min 达高峰，2 h 后逐渐恢复正常。LAR 在变应原刺激后 6 h 左右发病，持续时间长，可达数天，而且临床症状重，常呈持续性哮喘表现，肺功能损害严重而持久。LAR 的发病机制较复杂，不仅与 IgE 介导的肥大细胞脱颗粒有关，而且主要是气道炎症所致。现在认为哮喘是一种涉及多种炎症细胞和结构细胞相互作用，许多递质和细胞因子参与的一种慢性炎症疾病。LAR 是慢性炎症反应的结果。

(二)气道炎症

气道慢性炎症被认为是哮喘的本质，表现为多种炎症细胞特别是肥大细胞、嗜酸性粒细胞和 T 细胞在气道的浸润和聚集。这些细胞相互作用可以分泌出多种炎症递质和细胞因子，这些递质、细胞因子与炎症细胞和结构细胞相互作用构成复杂的网络，使气道反应性增高，气道收缩，黏液分泌增加，血管渗出增多。已知肥大细胞、嗜酸性粒细胞、中性粒细胞、上皮细胞、巨细胞和内皮细胞都可产生炎症递质。

(三)气道高反应性(AHR)

表现为气道对各种刺激因子出现过强或过早的收缩反应，是哮喘患者发生和发展的另外一个重要因素。目前普遍认为气道炎症是导致气道高反应性的重要机制之一，当气道受到变应原或其他刺激后，由于多种炎症细胞、炎症递质和细胞因子的参与，气道上皮和上皮内神经的损害等而导致气道高反应性。AHR 常有家族倾向，受遗传因素的影响，AHR 为支气管哮喘患者的共同病理生理特征，然而出现 AHR 者并非都是支气管哮喘，如长期吸烟、接触臭氧、病毒性上呼吸道感染、慢性阻塞性肺疾病(COPD)等也可出现 AHR。

(四)神经机制

神经因素也被认为是哮喘发病的重要环节。支气管受复杂的自主神经支配，除胆碱能神经、肾上腺素能神经外，还有非肾上腺素能非胆碱能(NANC)神经系统。支气管哮喘与 β 肾上腺素受体功能低下和迷走神经张力亢进有关，并可能存在 α 肾上腺素神经的反应性增加。NANC 能释放舒张支气管平滑肌的神经递质如血管活性肠肽(VIP)、一氧化氮(NO)及收缩支气管平滑肌的递质如 P 物质、神经激肽，两者平衡失调，则可引起支气管平滑肌收缩。

三、病理和生理

疾病早期，肉眼观解剖学上很少见器质性改变。随着疾病发展，病理学变化逐渐明显。肉眼可见肺膨胀及肺气肿，肺柔软疏松有弹性，支气管及细支气管内含有黏稠痰液及黏液栓。支气管壁增厚、黏膜肿胀充血，黏液栓塞局部可出现肺不张。显微镜下，支气管哮喘气道的基本病理改变为气道炎症和气道重构。气道炎症表现为上皮下多种炎症细胞，包括肥大细胞、巨细胞、嗜酸性粒细胞、淋巴细胞与中性粒细胞浸润。气道黏膜下组织水肿，微血管通透性增加，支气管内分泌物滞留，支气管平滑肌痉挛，纤毛上皮细胞脱落，基膜露出，杯状细胞增生及黏液分泌增加等病理改变。若哮喘长期反复发作，则出现气道重构的改变，表现为支气管平滑肌层增厚，气道上皮下纤维化，气道与血管周围胶原沉积增加、基膜增厚和透明样变、血管增生等。即使是在完全缓解的哮喘患者(已停用药物治疗下无哮喘症状、无气道高反应性、肺功能正常)气道重构仍长期存在。

既往认为嗜酸性粒细胞是哮喘主要的效应细胞,但目前的研究发现在轻中度哮喘患者中仅约22%存在持续性的高嗜酸性粒细胞浸润,47%患者无明显嗜酸性粒细胞浸润。根据诱导痰中炎症细胞分类,哮喘具有不同的气道炎症表型:嗜酸性粒细胞性;中性粒细胞性;嗜酸性粒细胞、中性粒细胞混合性;少粒细胞性。其中,中性粒细胞性哮喘临床具有如下特点:年长、哮喘起病晚、女性居多、非变应性、对糖皮质激素反应差。

气道缩窄是哮喘最终且共通的生理改变,有多种因素参与其中:①气道平滑肌在多种引起支气管收缩的递质及神经递质作用下收缩是主要机制,通常可被支气管舒张剂显著逆转;②炎症递质作用下支气管微血管渗漏增加,引起气道水肿,在哮喘急性发作中尤其突出;③气道重构引起气道壁增厚,无法经当前治疗显著逆转;④黏液分泌及炎性渗出增加,引起管腔狭窄甚至闭塞。

气道高反应性是哮喘另一显著的生理特征。某些刺激因素(如过敏原、理化因素、运动、药物等)在正常人呈无反应状态或反应程度较轻,而在哮喘患者则可引起可逆的气流受限及间歇性发作的症状。

四、临床表现

几乎所有的支气管哮喘患者都有长期性和反复发作性的特点,哮喘的发作与季节、周围环境、饮食、职业、精神心理因素、运动和服用某种药物有密切关系。

(一)主要临床表现

1.前驱症状

在变应原引起的急性哮喘发作前往往有打喷、流鼻涕、眼痒、流泪、干咳或胸闷等前驱症状。

2.喘息和呼吸困难

喘息和呼吸困难是哮喘的典型症状,喘息的发作往往较突然。呼吸困难呈呼气性,表现为吸气时间短,呼气时间长,患者感到呼气费力,但有些患者感到呼气和吸气都费力。

当呼吸肌收缩克服气道狭窄产生的过高支气管阻力负荷时,患者即可感到呼吸困难。一般来说,呼吸困难的严重程度和气道阻力增高的程度呈正相关。但有15%的患者当FEV_1降到正常值的50%时仍然察觉不到气流受限,表明这部分患者产生了颈动脉窦的适应,即对持续的刺激反应性降低。这说明单纯依靠症状的严重程度来评估病情有低估的危险,需要结合其他的客观检查手段来正确评价哮喘病情的严重程度。

3.咳嗽、咳痰

咳嗽是哮喘的常见症状,由气道的炎症和支气管痉挛引起。干咳常是哮喘的前兆,哮喘发作时,咳嗽、咳痰症状反而减轻,以喘息为主。哮喘发作接近尾声时,支气管痉挛和气道狭窄减轻,大量气道分泌物需要排出时,咳嗽、咳痰可能加重,咳出大量的白色泡沫痰。有一部分哮喘患者,以刺激性干咳为主要表现,无明显的喘息症状,这部分哮喘称为咳嗽变异性哮喘(CVA)。

4.胸闷和胸痛

哮喘发作时,患者可有胸闷和胸部发紧的感觉。如果哮喘发作较重,可能与呼吸肌过度疲劳和拉伤有关。突发的胸痛要考虑自发性气胸的可能。

5.体征

哮喘的体征与哮喘的发作密切相关,在哮喘缓解期可无任何阳性体征。在哮喘发作期,根据病情严重程度的不同可有不同的体征。哮喘发作时支气管和细支气管进行性的气流受限可引起肺部动力学、气体交换和心血管系统一系列的变化。为了维持气道的正常功能,肺出现膨胀,伴有残气容积和肺总量的明显增加。由于肺的过度膨胀使肺内压力增加,产生胸腔内负压所需要的呼吸肌收缩力也明显增加。呼吸肌负荷增加的体征是呼吸困难、呼吸加快和辅助呼吸肌运动。在呼气时,肺弹性回缩压降低和气道炎症可引起显著的气道狭窄,在临床上可观察到喘息、呼气延长和呼气流速减慢。这些临床表现一般和第 1 秒用力呼气容积(FEV$_1$)和呼气高峰流量(PEF)的降低相关。由于哮喘患者气流受限并不均匀,通气的分布也不均匀,可引起肺通气/血流比值的失调,发生低氧血症,出现发绀等缺氧表现。在吸气期间肺过度膨胀和胸腔负压的增加对心血管系统有很大的影响。右心室受胸腔负压的牵拉使静脉回流增加,可引起肺动脉高压和室间隔的偏移。在这种情况下,受压的左心室需要将血液从负压明显增高的胸腔射到体循环,产生吸气期间的收缩压下降,称为奇脉。

1)一般体征:哮喘患者在发作时,精神一般比较紧张,呼吸加快、端坐呼吸,严重时可出现口唇和指(趾)发绀。

2)呼气延长和双肺哮鸣音:在胸部听诊时可听到呼气时间延长而吸气时间缩短,伴有双肺如笛声的高音调,称为哮鸣音。这是小气道梗阻的特征。两肺满布的哮鸣音在呼气时较明显,称呼气性哮鸣音。很多哮喘患者在吸气和呼气都可闻及哮鸣音。单侧哮鸣音突然消失要考虑发生自发性气胸的可能。在哮喘严重发作,支气管发生极度狭窄,出现呼吸肌疲劳时,喘鸣音反而消失,称为寂静肺,是病情危重的表现。

3)肺过度膨胀,即肺气肿体征:表现为胸腔的前后径扩大,肋间隙增宽,叩诊呈过清音,肺肝浊音界下降,心浊音界缩小。长期哮喘的患者可有桶状胸,儿童可有鸡胸。

4)奇脉:重症哮喘患者发生奇脉是吸气期间收缩压下降幅度(一般不超过 1.33 kPa,即 10 mmHg)增大的结果。这种吸气期收缩压下降的程度和气流受限的程度相关,它反应呼吸肌对胸腔压波动的影响的程度明显增加。呼吸肌疲劳的患者不再产生较大的胸腔压波动,奇脉消失。严重的奇脉≥3.33 kPa,即 25 mmHg 是重症哮喘的可靠指征。

5)呼吸肌疲劳的表现:表现为呼吸肌的动用,肋间肌和胸锁乳突肌的收缩,还表现为反常呼吸,即吸气时下胸壁和腹壁向内收。

6)重症哮喘的体征:随着气流受限的加重,患者变得更紧迫,说话不连贯,皮肤潮湿,呼吸和心率增加。并出现奇脉和呼吸肌疲劳表现。呼吸频率≥25 次/分,心率≥110 次/分,奇脉≥25 mmHg 是重症哮喘的指征。患者垂危状态时可出现寂静肺或呼吸乏力、发绀、心动过缓、意识模糊或昏迷等表现。

(二)重症哮喘的表现

1.哮喘持续状态

哮喘持续状态指哮喘严重发作并持续 24 h 以上,这是指发作的情况而言,并不代表该患者的基本病情,但这种情况往往发生于重症的哮喘患者,而且与预后有关,是哮喘本身的一种最常见的急症。许多危重哮喘病例的病情常常在一段时间内逐渐加剧,所有重症哮喘患者在某种因素的激发下都有随时发生严重致命性急性发作的可能,而无特定的时间因素。其中一部分患者可能在哮喘急性发作过程中,虽经一段时间的治疗,但病情仍然逐渐加重。

2.哮喘猝死

有一部分哮喘患者在经过一段相对缓解的时期后,突然出现严重急性发作,如果救治不及时,可在数分钟到数小时内死亡,称为哮喘猝死。哮喘猝死的原因可能与哮喘突然发作或加重,引起严重气流受限或其他心肺并发症导致心跳和呼吸骤停有关。

3.潜在性致死性哮喘

包括以下几种情况:①长期口服糖皮质激素类药物治疗;②以往曾因严重哮喘发作住院抢救治疗;③曾因哮喘严重发作而行气管切开、机械通气治疗;④既往曾有气胸或纵隔气肿病史;本次发病过程中需不断超常规剂量使用支气管扩张药,但效果不明显。在哮喘发作过程中,还有一些征象值得高度警惕,如喘息症状频发,持续甚至迅速加重,气促(呼吸频率>30 次/分),心率超过 140 次/分,体力活动和言语受限,夜间呼吸困难显著,取前倾位,极度焦虑、烦躁、大汗淋漓,甚至出现嗜睡和意识障碍,口唇、指甲发绀等。患者的肺部一般可以听到广泛哮鸣音,但若哮鸣音减弱,甚至消失,而全身情况不见好转,呼吸浅快,甚至神志淡漠和嗜睡,则意味着病情危重,随时可能发生心跳和呼吸骤停。此时的血气分析对病情和预后判断有重要参考价值。若动脉血氧分压(PaO_2)<8.0 kPa(60 mmHg)和(或)动脉二氧化碳分压($PaCO_2$)>6.0 kPa(45 mmHg),动脉血氧饱和度(SaO_2)<90%,pH<7.35,则意味患者处于危险状态,应加强监护和治疗。

4.脆性哮喘(BA)

正常人的支气管舒缩状态呈现轻度生理性波动,第 1 秒用力呼气容积(FEV_1)和呼气高峰流量(PEF)在晨间降至最低(波谷),午后达最大值(波峰)。哮喘患者这种变化尤其明显。有一类哮喘患者 FEV_1 和 PEF 在治疗前后或一段时间内大幅度地波动,称为"脆性哮喘"。Ayres 在综合各种观点的基础上提出 BA 的定义和分型如下。

1)Ⅰ型 BA:尽管采取了正规、有力的治疗措施,包括吸入糖皮质激素(如吸入二丙酸倍氯米松1 500 $\mu g/d$ 以上),或口服相当剂量糖皮质激素,同时联合吸入支气管舒张药,连续观察至少 150 d,半数以上观察日的 PEF 变异率>40%。

2)Ⅱ型 BA:在基础肺功能正常或良好控制的背景下,无明显诱因突然急性发作的支气管痉挛,3 h 内哮喘严重发作伴高碳酸血症,可危及生命,常需机械通气治疗。月经期前发作的哮喘往往属于此类。

(三)特殊类型的哮喘

1.运动诱发性哮喘(EIA)

运动诱发性哮喘也称为运动性哮喘,是指达到一定的运动量后,出现支气管痉挛而产生的哮喘。其发作大多是急性的、短暂的,而且大多能自行缓解。运动性哮喘并非说明运动即可引起哮喘,实际上短暂的运动可兴奋呼吸,使支气管有短暂的舒张,其后随着运动时间的延长,强度增加,支气管发生收缩。运动性哮喘特点为:①发病均发生在运动后;②有明显的自限性,发作后经一定时间的休息后即可逐渐恢复正常;③一般无过敏性因素参与,特异性过敏原皮试阴性,血清 IgE 水平不高。

但有些学者认为,运动性哮喘常与过敏性哮喘共存,说明两者之间存在一些联系。临床上可进行运动诱发性试验来判断是否存在运动性哮喘。如果运动后 FEV_1 下降 20%～40%，即可诊断为轻度运动性哮喘；FEV_1 下降 40%～65%，即可诊断为中度运动性哮喘；FEV_1 下降 65% 以上可诊断为重度运动性哮喘。有严重心肺或其他影响运动疾病的患者不宜进行运动诱发性试验。

2.药物性哮喘

由于使用某种药物导致的哮喘发作。常见的可能引起哮喘发作的药物有阿司匹林、β受体阻滞药、血管紧张素转化酶抑制药（ACEI）、局部麻醉药、添加剂（如酒石黄）、医用气雾剂中的杀菌复合物等。个别患者吸入支气管舒张药时，偶尔也可引起支气管收缩，可能与其中的氟利昂或表面活性剂有关。免疫血清、含碘造影剂也可引起哮喘发作。这些药物通常是以抗原、半抗原或佐剂的形式参与机体的变态反应过程，但并非所有的药物性哮喘都是机体直接对药物产生过敏反应引起。如β受体阻滞药，它是通过阻断β受体，使β受体激动药不能在支气管平滑肌的效应器上起作用，从而导致支气管痉挛。

阿司匹林是诱发药物性哮喘最常见的药物，某些患者可在服用阿司匹林或其他非类固醇消炎药数分钟或数小时内发生剧烈支气管痉挛。此类哮喘多发生于中年人，在临床上可分为药物作用相和非药物作用相。药物作用相指服用阿司匹林等解热镇痛药后引起哮喘持续发作的一段时间，潜伏期可为 5 min 至 2 h，患者的症状一般很重，常见明显的呼吸困难和发绀，甚至意识丧失、血压下降、休克等。药物作用相的持续时间不等，从 2～3 h 至 1～2 d。非药物作用相阿司匹林性哮喘指药物作用时间之外的时间，患者可因各种不同的原因发作哮喘。阿司匹林性哮喘的发病可能与其抑制呼吸道花生四烯酸的环氧酶途径，使花生四烯酸的脂氧酶代谢途径增强，产生过多的白三烯有关。白三烯具有很强的支气管平滑肌收缩能力。近年来研制的白三烯受体拮抗药，如扎鲁斯特和孟鲁斯特可以很好地抑制口服阿司匹林导致的哮喘发作。

3.职业性哮喘

从广义上讲，凡是由职业性致喘物引起的哮喘统称为"职业性哮喘"。但从职业病学的角度，职业性哮喘应该有严格的定义和范围。我国在 20 世纪 80 年代末制定了职业性哮喘诊断标准，致喘物规定为：异氰酸酯类、苯酐类、多胺类固化剂、轴复合盐、剑麻和青霉素。职业性哮喘的发生率往往与工业的发展水平有关，发达的工业国家，职业性哮喘的发病率较高，美国的职业性哮喘的发病率估计为 15% 左右。职业性哮喘的病史有如下特点：①有明确的职业史，本病只限于与致喘物直接接触的劳动者；②既往（从事该职业前）无哮喘史；③自开始从事该职业至哮喘首次发作的"潜伏期"最少半年；④哮喘发作与致喘物的接触关系非常密切，接触则发病，脱离则缓解。

还有一些患者在吸入氯气、二氧化硫等刺激性气体时，出现急性刺激性干咳症状、咳黏痰、气急等症状，称为反应性气道功能不全综合征，可持续 3 个月以上。

五、诊断

1)反复发作喘息、气急、胸闷或咳嗽，多与接触变应原、冷空气、物理、化学性刺激以及病毒性上呼吸道感染、运动等有关。

2)发作时双肺可闻及散在或弥散性、以呼气相为主的哮鸣音，呼气相延长。

3)上述症状和体征经治疗可缓解或自行缓解。

4)排除其他疾病所引起的喘息、气急、胸闷和咳嗽。

5)临床表现不典型者(如无明显喘息或体征),应至少具备以下 1 项肺功能试验阳性:①支气管激发试验或运动激发试验阳性;②支气管舒张试验阳性,FEV_1 增加 $\geqslant 12\%$,且 FEV_1 增加绝对值 >200 mL;③PEF 日内(或 2 周)变异率为 20%。

符合第 1)～第 4)条或第 4)、第 5)条者,可诊断为哮喘。

六、鉴别诊断

(一)上气道肿瘤、喉水肿和声带功能障碍

这些疾病可出现喘息,但主要表现为吸气性呼吸困难,肺功能测定流量-容积曲线可见吸气相流速减低。纤维喉镜或支气管镜检查可明确诊断。

(二)各种原因所致的支气管内占位

支气管内良性或恶性肿瘤、支气管结核等导致的固定的、局限性哮鸣音,需与哮喘鉴别。胸部检查、纤维支气管检查可明确诊断。

(三)急性左心衰

急性左心衰发作时症状与哮喘相似,阵发性咳嗽、喘息,两肺可闻及广泛的湿啰音和哮鸣音,需与哮喘鉴别。但急性左心衰患者常有高血压性心脏病、风湿性心脏病、冠心病等心脏疾病史。胸片可见心影增大、肺淤血征,有助于鉴别。

(四)嗜酸性粒细胞性肺炎、变态反应肉芽肿性血管炎、结节性多动脉炎、过敏性肉芽肿

这类患者除有喘息外,胸部 X 线或 CT 检查提示肺内有浸润阴影,并可自行消失或复发。常有肺外的其他表现,血清免疫学检查可发现相应的异常。

(五)慢阻肺

慢阻肺也有呼吸困难,常与哮喘症状相似,大部分患者对支气管扩张药和抗感染药疗效不如哮喘,气道阻塞的可逆性差。但临床上大约 10% 的慢阻肺患者对糖皮质激素和支气管扩张药反应很好,这部分患者往往同时合并有哮喘。支气管哮喘患者晚期出现气道重塑也可以合并慢阻肺。

七、治疗

(一)脱离变应原

部分患者能找到引起哮喘发作的变应原或其他非特异刺激因素,应立即使患者脱离变应原的接触。

(二)药物治疗

治疗哮喘的药物可以分为控制药物和缓解药物。①控制药物:是指需要长期每天使用的药物。这些药物主要通过抗感染作用使哮喘维持临床控制,其中包括吸入糖皮质激素、全身用激素、白三烯调节药、长效 β_2 受体激动药(LABA,须与吸入激素联合应用)、缓释茶碱、色甘酸钠、抗 IgE 抗体及其他有助于减少全身激素剂量的药物等。②缓解药物:是指按需使用的药物。这些药物通过迅速解除支气管痉挛从而缓解哮喘症状,其中包括速效吸入 β_2 受体激动药、全身用激素、吸入性抗胆碱能药物、短效茶碱及短效口服 β_2 受体激动药等。

1.糖皮质激素

糖皮质激素是最有效的控制气道炎症的药物。给药途径包括吸入、口服和静脉应用等,吸入为首选途径。

1)吸入给药:吸入糖皮质激素的局部抗感染作用强;通过吸气过程给药,药物直接作用于呼吸道,所需剂量较小。通过消化道和呼吸道进入血液的药物大部分被肝灭活,因此全身性不良反应较少。研究结果证明吸入激素可以有效减轻哮喘症状、提高生命质量、改善肺功能、降低气道高反应性、控制气道炎症,减少哮喘发作的频率和减轻发作的严重程度,降低病死率。当使用不同的吸入装置时,可能产生不同的治疗效果。多数成人哮喘患者吸入小剂量糖皮质激素即可较好地控制哮喘。过多增加吸入糖皮质激素剂量对控制哮喘的获益较小而不良反应增加。由于吸烟可以降低激素的效果,故吸烟患者须戒烟并给予较高剂量的吸入糖皮质激素。吸入糖皮质激素的剂量与预防哮喘严重急性发作的作用之间有非常明确的关系,所以,严重哮喘患者长期大剂量吸入糖皮质激素是有益的。

吸入糖皮质激素在口咽部局部的不良反应包括声音嘶哑、咽部不适和念珠菌感染。吸药后及时用清水含漱口咽部,选用干粉吸入剂或加用储雾器可减少上述不良反应。吸入糖皮质激素的全身不良反应的大小与药物剂量、药物的生物利用度、在肠道的吸收、肝首过代谢率及全身吸收药物的半衰期等因素有关。已上市的吸入糖皮质激素中丙酸氟替卡松和布地奈德的全身不良反应较少。目前有证据表明成人哮喘患者每天吸入低至中剂量激素,不会出现明显的全身不良反应。长期高剂量吸入激素后可能出现的全身不良反应包括皮肤瘀斑、肾上腺功能抑制和骨密度降低等。已有研究证据表明吸入激素可能与白内障和青光眼的发生有关,但前瞻性研究没有证据表明与后囊下白内障的发生有明确关系。目前没有证据表明吸入糖皮质激素可以增加肺部感染(包括肺结核)的发生率,因此伴有活动性肺结核的哮喘患者可以在抗结核治疗的同时给予吸入糖皮质激素治疗。

气雾剂给药:临床上常用的吸入糖皮质激素包括二丙酸倍氯米松、布地奈德、丙酸氟替卡松等。一般而言,使用干粉吸入装置比普通定量气雾剂方便,吸入下呼吸道的药物量较多。

溶液给药:布地奈德溶液经以压缩空气为动力的射流装置雾化吸入,对患者吸气配合的要求不高,起效较快,适用于轻中度哮喘急性发作时的治疗。吸入糖皮质激素是长期治疗哮喘的首选药物。

2)口服给药:适用于中度哮喘发作、慢性持续哮喘吸入大剂量糖皮质激素联合治疗无效的患者和作为静脉应用糖皮质激素治疗后的序贯治疗。一般使用半衰期较短的糖皮质激素(如泼尼松、泼尼松龙或甲泼尼龙等)。对于激素依赖型哮喘,可采用每天或隔天清晨顿服给药的方式,以减少外源性激素对下丘脑－垂体－肾上腺轴的抑制作用。泼尼松的维持剂量最好每天 10 mg。

长期口服糖皮质激素可以引起骨质疏松症、高血压、糖尿病、下丘脑－垂体－肾上腺轴的抑制、肥胖症、白内障、青光眼、皮肤菲薄导致皮纹和瘀斑、肌无力。对于伴有结核病、寄生虫感染、骨质疏松、青光眼、糖尿病、严重忧郁或消化性溃疡的哮喘患者,全身给予糖皮质激素治疗时应慎重并应密切随访。长期甚至短期全身使用糖皮质激素的哮喘患者可感染致命的疱疹病毒,应引起重视,尽量避免这些患者暴露于疱疹病毒是必要的。尽管全身使用糖皮质激素不是一种经常使用的缓解哮喘症状的方法,但是对于严重的急性哮喘是需要的,因为它可以预防哮喘的恶化、减少因哮喘而急诊或住院的机会、预防早期复发、降低病死率。推荐剂量:泼尼松龙 30～50 mg/d,5～10 d。具体使用要根据病情的严重程度,当症状缓解或其肺功能已经达到个人最佳值,可以考虑停药或减量。地塞米松因对垂体—肾上腺的抑制作用大,不推荐长期使用。

3)静脉给药:严重急性哮喘发作时,应经静脉及时给予琥珀酸氢化可的松(400~1 000 mg/d)或甲泼尼龙(80~160 mg/d)。无糖皮质激素依赖倾向者,可在短期(3~5 d)内停药;有糖皮质激素依赖倾向者应延长给药时间,控制哮喘症状后改为口服给药,并逐步减少糖皮质激素用量。

2.β₂ 受体激动药

通过对气道平滑肌和肥大细胞等细胞膜表面的 β₂ 受体的作用,舒张气道平滑肌、减少肥大细胞和嗜碱性粒细胞脱颗粒和递质的释放、降低微血管的通透性、增加气道上皮纤毛的摆动等,缓解哮喘症状。此类药物较多,可分为短效(作用维持 4~6 h)和长效(维持 12 h)β₂ 受体激动药,后者又可分为速效(数分钟起效)和缓慢起效(30 min 起效)两种。

1)短效 β₂ 受体激动药(简称 SABA):常用的药物如沙丁胺醇和特布他林等。

吸入给药:可供吸入的短效 β₂ 受体激动药包括气雾剂、干粉剂和溶液等。这类药物松弛气道平滑肌作用强,通常在数分钟内起效,疗效可维持数小时,是缓解轻至中度急性哮喘症状的首选药物,也可用于运动性哮喘。如每次吸入 100~200 μg 沙丁胺醇或 250~500 μg 特布他林,必要时每 20 min 重复 1 次。1 h 后疗效不满意者应向医生咨询或去急诊。这类药物应按需间歇使用,不宜长期、单一使用,也不宜过量应用,否则可引起骨骼肌震颤、低血钾、心律失常等不良反应。压力型定量手控气雾剂(pMDI)和干粉吸入装置吸入短效 β₂ 受体激动药不适用于重度哮喘发作;其溶液(如沙丁胺醇、特布他林、非诺特罗及其复方制剂)经雾化泵吸入适用于轻至重度哮喘发作。

口服给药:如沙丁胺醇、特布他林、丙卡特罗等,通常在服药后 15~30 min 起效,疗效维持 4~6 h。如沙丁胺醇 2~4 mg,特布他林 1.25~2.5 mg,每天 3 次;丙卡特罗 25~50 μg,每天 2 次。使用虽较方便,但心悸、骨骼肌震颤等不良反应比吸入给药时明显。缓释剂型和控释剂型的平喘作用维持时间可达 8~12 h,特布他林的前体药班布特罗的作用可维持 24 h,可减少用药次数,适用于夜间哮喘患者的预防和治疗。长期、单一应用 β₂ 受体激动药可造成细胞膜 β₂ 受体的向下调节,表现为临床耐药现象,故应予避免。

注射给药:虽然平喘作用较为迅速,但因全身不良反应的发生率较高,国内较少使用。

贴剂给药:为透皮吸收剂型。现有产品有妥洛特罗,分为 0.5 mg、1 mg、2 mg 三种剂量。由于采用结晶储存系统来控制药物的释放,药物经过皮肤吸收,因此可以减轻全身不良反应,每天只需贴敷 1 次,效果可维持 24 h。对预防晨降有效,使用方法简单。

2)长效 β₂ 受体激动药(简称 LABA):这类 β₂ 受体激动药的分子结构中具有较长的侧链,舒张支气管平滑肌的作用可维持 12 h 以上。目前在我国临床使用的吸入型 LABA 有 2 种。沙美特罗:经气雾剂或碟剂装置给药,给药后 30 min 起效,平喘作用维持 12 h 以上。推荐剂量 50 μg,每天 2 次吸入。福莫特罗:经吸入装置给药,给药后 3~5 min 起效,平喘作用维持 12 h 以上。平喘作用具有一定的剂量依赖性,推荐剂量 4.5~9 μg,每天 2 次吸入。吸入 LABA 适用于哮喘(尤其是夜间哮喘和运动诱发哮喘)的预防和治疗。福莫特罗因起效相对较快,也可按需用于哮喘急性发作时的治疗。

近年来推荐联合吸入激素和 LABA 治疗哮喘。这两者具有协同的抗感染和平喘作用,可获得相当于(或优于)应用加倍剂量吸入激素时的疗效,并可增加患者的依从性、减少较大剂量吸入激素引起的不良反应,尤其适合于中至重度持续哮喘患者的长期治疗。不推荐长期单独使用 LABA,应该在医生指导下与吸入激素联合使用。

3.白三烯调节药

白三烯调节药包括半胱氨酰白三烯受体拮抗药和5-脂氧化酶抑制药。除吸入激素外,是唯一可单独应用的长效控制药,可作为轻度哮喘的替代治疗药物和中重度哮喘的联合治疗用药。目前在国内应用主要是半胱氨酰白三烯受体拮抗药,其通过对气道平滑肌和其他细胞表面白三烯受体的拮抗,抑制肥大细胞和嗜酸性粒细胞释放出的半胱氨酰白三烯的致喘和致炎作用,产生轻度支气管舒张和减轻变应原、运动和二氧化硫(SO_2)诱发的支气管痉挛等作用,并具有一定程度的抗感染作用。本品可减轻哮喘症状、改善肺功能、减少哮喘的恶化,但其作用不如吸入激素,也不能取代激素。作为联合治疗中的一种药物,本品可减少中至重度哮喘患者每天吸入激素的剂量,并可提高吸入激素治疗的临床疗效,联用本品与吸入激素的疗效比联用吸入LABA与吸入激素的疗效稍差。但本品服用方便。尤适用于阿司匹林哮喘、运动性哮喘和伴有过敏性鼻炎哮喘患者的治疗。本品使用较为安全。虽然有文献报道接受这类药物治疗的患者可出现Churg-Strauss综合征,但其与白三烯调节剂的因果关系尚未肯定,可能与减少全身应用激素的剂量有关。5-脂氧化酶抑制药滞留可能引起肝损害,需监测肝功能。通常口服给药:扎鲁司特20 mg,每天2次;孟鲁司特10 mg,每天1次;异丁司特10 mg,每天2次。

4.茶碱类

茶碱具有舒张支气管平滑肌作用,并具有强心、利尿、扩张冠状动脉、兴奋呼吸中枢和呼吸肌等作用。有研究资料显示,低浓度茶碱具有抗感染和免疫调节作用。作为症状缓解药,尽管现在临床上在治疗重症哮喘时仍然静脉使用茶碱,但短效茶碱治疗哮喘发作或恶化还存在争议,因为它在舒张支气管,与足量使用的速效 β_2 受体激动药对比,没有任何优势,但是它可能改善呼吸驱动力。不推荐已经长期服用缓释型茶碱的患者使用短效茶碱,除非该患者的血清中茶碱浓度较低或者可以进行血清茶碱浓度监测。口服给药:包括氨茶碱和控(缓)释型茶碱。用于轻至中度哮喘发作和维持治疗。一般剂量为每天 6～10 mg/kg。口服控(缓)释型茶碱后昼夜血药浓度平稳,平喘作用可维持 12～24 h,尤其适用于夜间哮喘症状的控制。联合应用茶碱、激素和抗胆碱药物具有协同作用。但本品与 β_2 受体激动药联合应用时,易出现心率增快和心律失常,应慎用并适当减少剂量。

静脉给药:氨茶碱加入葡萄糖溶液中,缓慢静脉注射[注射速度不宜超过 0.25 mg/(kg·min)]或静脉滴注,适用于哮喘急性发作且近 24 h 内未用过茶碱类药物的患者。负荷剂量为 4～6 mg/kg,维持剂量为 0.6～0.8 mg/(kg·h)。由于茶碱的“治疗窗”窄,以及茶碱代谢存在较大的个体差异,可引起心律失常、血压下降甚至死亡,在有条件的情况下应监测其血药浓度,及时调整浓度和滴速。茶碱有效、安全的血药浓度范围应在 6～15 mg/L。影响茶碱代谢的因素较多,如发热性疾病、妊娠、抗结核治疗可以降低茶碱的血药浓度;而肝脏疾患、充血性心力衰竭及合用甲氰咪肌或喹诺酮类、大环内酯类等药物均可影响茶碱代谢而使其排泄减慢,增加茶碱的毒性作用,应引起临床医师的重视,并酌情调整剂量。多索茶碱的作用与氨茶碱相同,但不良反应较轻。双羟丙茶碱的作用较弱,不良反应也较少。

5.抗胆碱药物

吸入抗胆碱药物如溴化异丙托品、溴化氧托品和溴化泰乌托品等,可阻断节后迷走神经传出支,通过降低迷走神经张力而舒张支气管,其舒张支气管的作用比 β_2 受体激动药弱,起效也较慢,但长期应用不易产生耐药,对老年人的疗效不低于年轻人。溴化异丙托品有气雾剂和雾化溶液两种剂型。经 pMDI 吸入溴化异丙托品气雾剂,常用剂量为 20～40 μg,每天 3～4 次;经雾化泵吸入溴化异丙托品溶液的常用剂量为 $50 \sim 125\ \mu g$，每天 $3 \sim 4$ 次。溴化泰乌托品系长效抗胆碱药物，对 M_1 和 M_3 受体具有选择性抑制作用，仅需每天 1 次吸入给药。溴化泰乌托品与 β_2 受体激动药联合应用具有协同、互补作用，其对有吸烟史的老年哮喘患者较为适宜，但妊娠早期妇女和青光眼或前列腺肥大患者应慎用。尽管溴化异丙托品被用在一些因不能耐受 β_2 受体激动药的哮喘患者上，但是到目前为止尚没有证据表明它对哮喘长期管理方面有显著效果。

6.抗 IgE 治疗

抗 IgE 单克隆抗体可应用于血清 IgE 水平增高的哮喘患者，目前它主要用于经过吸入糖皮质激素和 LABA 联合治疗后症状仍未控制的严重哮喘患者。目前在 $11 \sim 50$ 岁的哮喘患者的治疗研究中尚没有发现抗 IgE 治疗有明显不良反应，但因该药临床使用的时间尚短，其远期疗效与安全性有待进一步观察。价格昂贵也使其临床应用受到限制。

7.特异性免疫疗法（SIT）

通过皮下给予常见吸入变应原提取液（如尘螨、猫毛、豚草等），可减轻哮喘症状和降低气道高反应性，适用于变应原明确但难以避免的哮喘患者，其远期疗效和安全性尚待进一步研究与评价。变应原制备的标准化也有待加强。哮喘患者应用此疗法应严格在医师指导下进行。目前已试用舌下给药的变应原免疫疗法。SIT 应该是在严格的环境隔离和药物干预无效（包括吸入激素）情况下考虑的治疗方法。现在没有研究比较其和药物干预的疗效差异。现在还没有证据支持使用复合变应原进行免疫治疗的价值。

8.其他治疗哮喘药物

1）抗组胺药物：口服抗组胺药物如酮替芬、氯雷他定、阿司咪唑、氮卓斯汀、特非那定等具有抗变态反应作用，在哮喘治疗中的作用较弱。可用于伴有变应性鼻炎哮喘患者的治疗。这类药物的不良反应主要是嗜睡。阿司咪唑和特非那定可引起严重的心血管不良反应，应谨慎使用。

2）其他口服抗变态反应药物：如曲尼司特、瑞吡司特等可应用于轻至中度哮喘的治疗。其主要不良反应是嗜睡。

3）可能减少口服糖皮质激素剂量的药物：包括口服免疫调节药（氨甲蝶呤、环孢素、金制剂等）、某些大环内酯类抗生素和静脉应用免疫球蛋白等。其疗效尚待进一步研究。

4）中医中药：采用辨证施治，有助于慢性缓解期哮喘的治疗。有必要对临床疗效较为确切的中（成）药或方剂开展多中心随机双盲的临床研究。

（三）急性发作期的治疗

哮喘急性发作的治疗取决于发作的严重程度及对治疗的反应。治疗的目的在于尽快缓解症状、解除气流受限和低氧血症，同时还需要制订长期治疗方案以预防再次急性发作。

对于具有哮喘相关死亡高危因素的患者，需要给予高度重视，这些患者应当尽早到医疗机构就诊。高危患者包括：①曾经有过气管插管和机械通气的濒于致死性哮喘的病史；②在过去 1 年中因为哮喘而住院或看急诊；③正在使用或最近刚刚停用口服激素；④目前未使用吸入激素；⑤过分依赖速效 β_2 受体激动药，特别是每月使用沙丁胺醇（或等效药物）超过 1 支的患者；⑥有心理疾病或社会心理问题，包括使用镇静药；⑦有对哮喘治疗计划不依从的历史。

轻度和部分中度急性发作可以在家庭中或社区中治疗。家庭或社区中的治疗措施主要为重复吸入速效 β_2 受体激动药，在第 1 小时每 20 min 吸入 $2 \sim 4$ 喷。随后根据治疗反应，轻度急性发作可调整为每 3～4 小时 2～4 喷,中度急性发作每 1～2 小时 6～10 喷。如果对吸入性 β_2 受体激动药反应良好(呼吸困难显著缓解,PEF 占预计值＞80％或个人最佳值,且疗效维持 3～4 h),通常不需要使用其他的药物。如果治疗反应不完全,尤其是在控制性治疗的基础上发生的急性发作,应尽早口服激素(泼尼松龙 0.5～1 mg/kg 或等效剂量的其他激素),必要时到医院就诊。

部分中度和所有重度急性发作均应到急诊室或医院治疗。除氧疗外,应重复使用速效 β_2 受体激动药,可通过压力定量气雾剂的储雾器给药,也可通过射流雾化装置给药。推荐在初始治疗时连续雾化给药,随后根据需要间断给药(每 4 小时 1 次)。目前尚无证据支持常规静脉使用受体激动药。联合使用 β_2 受体激动药和抗胆碱能制剂(如异丙托溴铵)能够取得更好的支气管舒张作用。茶碱的支气管舒张作用弱于短效 β_2 受体激动剂(SABA),不良反应较大,应谨慎使用。对规则服用茶碱缓释制剂的患者,静脉使用茶碱应尽可能监测茶碱血药浓度。中重度哮喘急性发作应尽早使用全身激素,特别是对速效 β_2 受体激动药初始治疗反应不完全或疗效不能维持,以及在口服激素基础上仍然出现急性发作的患者。口服激素与静脉给药疗效相当,不良反应小。

推荐用法:泼尼松龙 30～50 mg 或等效的其他激素,每日单次给药。严重的急性发作或口服激素不能耐受时,可采用静脉注射或滴注,如甲泼尼龙 80～160 mg,或氢化可的松 400～1 000 mg 分次给药。地塞米松因半衰期较长,对肾上腺皮质功能抑制作用较强,一般不推荐使用。静脉给药和口服给药的序贯疗法有可能减少激素用量和不良反应,如静脉使用激素 2～3 d,继之以口服激素 3～5 d。不推荐常规使用镁制剂,可用于重度急性发作(FEV_1 为 25％～30％)或对初始治疗反应不良者。

重度和危重哮喘急性发作经过上述药物治疗,临床症状和肺功能无改善甚至继续恶化者,应及时给予机械通气治疗,其指征主要包括:意识改变、呼吸肌疲劳、$PaCO_2$＞45 mmHg 等。可先采用经鼻(面)罩无创机械通气,若无效应及早行气管插管机械通气。哮喘急性发作机械通气需要较高的吸气压,可使用适当水平的呼气末正压(PEEP)治疗。如果需要过高的气道峰压和平台压才能维持正常通气容积,可试用允许性高碳酸血症通气策略以减少呼吸机相关肺损伤。

初始治疗症状显著改善,PEF 或 FEV_1 占预计值的百分比恢复到或个人最佳值 60％者以上可回家继续治疗,PEF 或 FEV_1 为 40％～60％者应在监护下回到家庭或社区继续治疗,治疗前 PEF 或 FEV_1＜25％或治疗后＜40％者应入院治疗。在出院时或近期的随访时,应当为患者制订一个详细的行动计划,审核患者是否正确使用药物、吸入装置和峰流速仪,找到急性发作的诱因并制订避免接触的措施,调整控制性治疗方案。严重的哮喘急性发作意味着哮喘管理的失败,这些患者应当给予密切监护、长期随访,并进行长期哮喘教育。

大多数哮喘急性发作并非由细菌感染引起,应严格控制抗菌药物的使用指征,除非有细菌感染的证据,或属于重度或危重哮喘急性发作。

(四)慢性持续期的治疗

哮喘的治疗应以患者的病情严重程度为基础,根据其控制水平类别选择适当的治疗方案。哮喘药物的选择既要考虑药物的疗效及其安全性,也要考虑患者的实际状况,如经济收入和当地的医疗资源等。要为每个初诊患者制订哮喘防治计划,定期随访、监测,改善患者的依从性,并根据患者病情变化及时修订治疗方案。

第三节　支气管扩张

支气管扩张在形态上是指支气管不可逆扩张和管壁增厚,它通常是一个解剖上的定义,用于代表由于感染、理化、免疫或遗传等原因引起终末支气管的病理损害,包括支气管壁肌肉和弹力支撑组织的破坏。临床表现为慢性咳嗽、大量脓痰,可反复咯血。在"前抗生素时代",支气管扩张在儿童和青少年是一个常见和致命的疾病,但近半个世纪以来,随着抗菌药物的早期有效应用、卫生条件改善和营养加强、儿童期麻疹和百日咳疫苗接种的普及,支气管扩张的发病呈逐年下降的趋势。

一、流行病学

我国目前尚未有全国性的流行病学资料。根据美国的资料,其患病率大约在 52/10 万。欧美国家常见的囊性纤维化导致的支气管扩张症不在本节论述。按照年龄组来分,支气管扩张在 18～34 岁的人群患病率约为 4.2/10 万,在年龄>75 岁的人群中可以高达 271.8/10 万。性别中女性所占比例稍高。近年来发现长期哮喘和慢阻肺患者合并支气管扩张的人群较一般人群为高。总体上,支气管扩张的发病率和患病率在应用抗生素后较应用前明显下降,肺结核发病率的下降也是支气管扩张患病率下降的原因之一。随着慢阻肺人群的增加,在部分人群或局部人群中支气管扩张患病率仍然偏高,因为其预后较差,需要引起重视。

二、病因与发病机制

支气管扩张是一组异质性疾病,其病因复杂,国外常简单分成囊性纤维化(CF)引起的支气管扩张和非囊性纤维化性支气管扩张(NCFB)两类,国内 CF 患者极少,主要是 NCFB。造成支气管扩张的直接原因为:①支气管壁的损伤;②支气管腔阻塞;③邻近组织纤维化造成支气管牵拉性扩张。后两个原因相对单纯,通常在影像上容易提示;支气管壁损伤的病因则较为复杂。没有明确病因者称为特发性支气管扩张或支气管扩张症,其发生一般归结于下面两个因素:①感染持续刺激;②气道阻塞、支气管引流功能损害和防御功能缺损。两种因素可同时存在,互为因果,导致气道损害进行性加重。

三、病理和病理生理

支扩主要影响中等大小的支气管及小、细支气管。在 CT 影像上可以看到扩张的支气管和细支气管,并且扩张的支气管管腔内充满黏性脓性分泌物。显微镜下可观察到整个黏膜层、黏膜下层甚至浆膜层存在过度增生、水肿、慢性炎症反应、黏膜下腺体增生肥大、平滑肌肥厚,出现新生血管、动静脉吻合及纤维化结构。慢性炎症以中性粒细胞和淋巴细胞为主。黏膜表面存在上皮损伤、脱落、溃疡、化生等病变。整合支气管壁增厚扭曲扩张,出现特征性的囊状、柱状扩张,及印戒征、双轨征等。合并 ABPA 患者可见指套征。

由于长期存在气道慢性炎症及细菌定植,反复的细菌感染导致呼吸道黏液分泌增加,肺功能下降,支气管黏膜及管壁破坏加重,支气管扩张扭曲更为显著,分泌物及细菌清除功能明显下降,局部阻塞导致分泌物增加不易排出,容易继发感染,导致恶性循环。反复支气管分泌物培养发现支扩患者 10％～30％存在铜绿假单胞菌定植,也有患者存在肺炎克雷伯杆菌、金黄色葡萄球菌,以及耐甲氧西林金黄色葡萄球菌定植。这些细菌往往存在生物膜,对抗生素多耐药或泛耐药。有上述细菌定植的患者肺功能下降更为显著,预后也较差。现代分子生物学手段检测这些患者的呼吸道分泌物中远远不止 1～2 种细菌的定植,可以多达几百种,因此呼吸道菌群紊乱在支扩的进展中有一定的作用,且稳定期与急性发作期出现动态分布和数量的变化,其参与呼吸道炎症及急性发作的意义有待进一步明确。

四、临床表现

支气管扩张患者一般在幼年有反复呼吸道感染的病史,如麻疹、百日咳,许多患者可伴有鼻旁窦炎和上呼吸道咳嗽综合征,成为下呼吸道反复感染造成支气管扩张的原因。大概 1/3 的患者在青春期后病情得到改善,50 岁后再次出现症状恶化。典型症状为慢性咳嗽、咳大量脓性痰和反复咯血。感染加重时可出现发热、胸痛、盗汗、食欲缺乏,并伴有痰量增多,每日达数百毫升,痰液呈黄绿色脓性,常带臭味。收集整日痰液于玻璃瓶中静置可见痰液分层现象,上层为泡沫,下悬脓液成分,中为混浊黏液,底层为坏死组织沉淀物。伴有气道高反应性或反复发作致肺功能受损者可出现喘息。部分患者仅表现为反复咯血,平素无咳大量脓痰的病史。少部分患者在影像学上显示支气管扩张,而无咳嗽、咳痰和咯血的病史。

典型化脓性支气管扩张病情进展或继发感染时,患侧肺部可闻及固定性湿啰音,伴或不伴干啰音。反复咳嗽、咳脓痰者常有消瘦、杵状指(趾),出现并发症时可伴有相应体征。干性支气管扩张或部分患者可无阳性体征。

五、诊断

根据反复咳痰、咯血病史结合既往有诱发支气管扩张的呼吸道的感染病史,HRCT 显示支气管扩张的异常影像学改变,即可明确诊断为支气管扩张。纤支镜检查或局部支气管造影可明确出血、扩张或阻塞的部位,还可经纤支镜进行局部灌洗,采取灌洗液标本进行涂片、细菌学和细胞学检查,进一步协助诊断和指导治疗。

（一）病史

幼年曾有麻疹、百日咳、支气管肺炎和肺结核等病史。

（二）症状

有慢性咳嗽、咳痰,痰量和症状痰的性质不等;部分有咯血,咯血量和诱因各异;多数有间歇性发热、乏力、食欲缺乏、心悸、气急等。

（三）体征

鼻旁窦及口咽部有慢性感染病灶;早期及轻症者无异常体征,感染后肺部可闻及干、湿啰音和哮鸣音,晚期可有肺气肿、肺动脉高压、杵状指(趾)等。

（四）影像学检查

支气管柱状扩张典型 X 线表现呈"轨道征",囊状扩张特征性改变为呈蜂窝状、卷发状阴影。

HRCT 显示管壁增厚的柱状扩张或成串成簇的囊样改变。

支气管碘油造影是确诊支气管扩张的主要依据。可确定支气管扩张的部位、性质、范围和病变的程度,为外科决定手术指征和切除范围提供依据。由于这一技术为创伤性检查,现已被 CT 扫描取代。

六、鉴别诊断

需鉴别的疾病主要为慢性支气管炎、肺脓肿、肺结核、先天性肺囊肿、支气管肺癌和弥散性泛细支气管炎等。仔细研究病史和临床表现,参考影像学、纤维支气管镜和支气管造影的特征常可作出明确的鉴别诊断。下述要点对鉴别性诊断有一定参考意义。①慢性支气管炎:多发生在中年以上患者,在气候多变的冬、春季节咳嗽、咳痰明显,多咳白色黏液痰,感染急性发作时可出现脓性痰,但无反复咯血史。听诊双肺可闻及散在干、湿啰音。②肺脓肿:起病急,有高热、咳嗽、大量脓臭痰。X 线检查可见局部浓密炎症阴影,内有空腔液平。③肺结核:常有低热、盗汗、乏力、消瘦等结核毒性症状,干、湿啰音多局限于上肺,X 线胸片和痰结核菌检查可作出诊断。④先天性肺囊肿:X 线检查可见多个边界纤细的圆形或椭圆形阴影,壁较薄,周围组织无炎症浸润。胸部 CT 和支气管造影可辅助诊断。⑤弥散性泛细支气管炎:有慢性咳嗽、咳痰、活动时呼吸困难及慢性鼻旁窦炎。胸片和胸部 CT 检查显示弥散分布的小结节影。大环内酯类抗生素治疗有效。

七、治疗

(一)疫苗接种和免疫调节剂

在许多国家,对于年龄>65 岁,合并慢性基础疾病的患者,推荐接种流感疫苗。虽然目前没有随机对照研究证实其与 NCFB 的直接关系,但是部分学者还是主张接种流感疫苗,因为有证据显示,接种流感疫苗能够明显降低 NCFB 急性发作的频率。而对于 23 价肺炎球菌疫苗,少量证据表明,接种能够使 NCFB 患者获益,能够有效预防细菌感染引起的 NCFB 急性加重,儿童接种 7 价肺炎球菌疫苗的效果更为明显。不难看出,接种疫苗主要是为了祛除 NCFB 急性加重的部分诱因,对于老年患者及儿童,根据需要,适时接种是有益的。接种过 23 价肺炎球菌疫苗的,一般 5 年内不再接种。常用的免疫调节剂包括泛福舒、胸腺素等。大部分患者如果没有过敏反应,可以每年连续 3 个月服用泛福舒以提高呼吸系统免疫功能。在重症支扩患者,可以考虑每周 2 次胸腺素皮下注射(1.6 毫克/支),疗程 3~6 个月。

(二)气道分泌物清除

气道黏液增加,加之气管纤毛上皮破坏,导致气道内黏液积聚,是诱发反复感染的关键因素之一。有效地清除气道积聚的分泌物,是切断 NCFB 恶性循环的关键。目前主要的清除方法是体位引流和主动循环呼吸技术(ACBT)。此外,一些物理设备也能有效地清除气道分泌物,如振荡正压呼气装置、Acapella 等。这些装置清除痰液的量与 ACBT 相当,且患者的耐受性更好。这些装置用于 NCFB 患者的疗效开始受到一些学者的关注,一项近期发表的随机对照研究显示其能明显改善 NCFB 患者的排痰量及运动耐力,但对于痰液细菌及肺功能无显著影响。近年来不断涌现出新的辅助排痰技术,并在临床试验中取得良好的疗效。最近意大利的一项研究表明,高频胸壁振荡(HFCWO)能显著改善 NCFB 患者的肺功能指标(FEV_1、FVC)、炎症指标(C 反应蛋白)、呼吸困难症状及生活质量评分(BCSS、CAT)。在物理治疗过程中,是否需要加用支气管扩张药物(如 β_2 受体激动剂、白三烯拮抗剂等)以增强疗效,目前仍缺少确切的证据。

由于大部分 NCFB 患者合并 COPD 或支气管高反应性，所以可以适当联合使用支气管扩张药物。气道清除之前雾化吸入灭菌注射用水、生理盐水或高张盐水增加痰液咳出，减轻痰液黏稠度，改善清除效果。无论选择何种物理治疗措施，必须考虑患者的依从性，最好患者自身对该措施有一定的了解，并且能够自主独立完成。

药物治疗包括黏液稀释剂、促纤毛摆动药物，如标准桃金娘油（吉诺通）、氨溴索、乙酰半胱氨酸、厄多司坦、羧甲司坦等。中药可用细辛等。用于囊性肺纤维化患者化痰治疗的 α-链道酶不能用于非囊性肺纤维化支扩患者的化痰治疗。

（三）支气管扩张剂使用

1.β₂ 受体激动剂

由于支扩患者气流阻塞和气道高反应性非常常见，因此支气管扩张剂是常用治疗药物。没有随机对照试验研究短期和长期支气管扩张剂在支气管扩张症治疗中的作用。一些研究发现，长效支气管扩张剂可能在患者同时存在哮喘和支气管扩张症中的处理起重要作用，但目前没有很好的独立证据支持。

2.抗胆碱药物

抗胆碱药通过迷走神经阻止气管收缩并引起分泌物减少，有证据证明一些成年支扩患者对异丙托溴铵等抗胆碱药物有良好的反应。

（四）抗感染症反应治疗

从病理生理机制的角度上看，反复发作的气道炎症是 NCFB 发展及恶化的重要因素，因此理论上阻断炎症因子，能够有效防止 NCFB 的恶化。目前，针对促炎因子 IL-1 受体的拮抗剂及 IL-8 的单克隆抗体还处于动物实验阶段，远未达到临床应用的阶段。对于抗感染药物如皮质激素或非类固醇消炎药的应用也存在争议。有研究发现，吸入氟替卡松能够改善咳嗽咳痰，但是对于肺功能及痰液的细菌谱无明显影响。其余几个小样本的研究也有类似的结果，但是研究也指出，长期吸入可能导致肺功能下降、骨质疏松等，其免疫抑制作用有可能加重感染风险。所以，吸入激素类药物还不能作为常规推荐治疗用于 NCFB。

（五）抗生素使用

研究表明，NCFB 患者气道细菌载量越高，则急性加重的风险越高，而长期或短期的抗生素治疗可显著降低气道细菌载量，降低气道和系统炎症指标。

（六）常用药物及给药途径

对于 NCFB 的抗生素治疗，急性加重期应该考虑使用抗生素，研究证实抗生素能够明显减少脓痰，开始抗生素治疗前应送痰培养，在等待培养结果时即应开始经验性药物治疗，儿童一般多为流感嗜血杆菌和肺炎球菌，而铜绿假单胞菌则较多见于成年人。一线治疗可采用阿莫西林或克拉霉素，对于有流感嗜血杆菌慢性定植的重度患者，需采用大剂量药物口服（如阿莫西林）。铜绿假单胞菌可使用环丙沙星，老年人应慎用。临床疗效欠佳时，根据药敏结果调整。抗菌治疗失败需即刻重新痰培养。最佳疗程尚不确定，一般推荐至少 2 周。合并 ABPA 时需要应用泼尼松（0.5～1 mg/kg）、抗曲霉菌药物（乙曲康唑），疗程 2～6 个月甚至更长时间。可随访特异性 IgE 的变化及症状和体征、CT 扫描表现来观察治疗效果。

(七)抗生素雾化吸入治疗

除了全身给药,雾化吸入也是一种理想的给药途径,且不良反应小,尤其是针对铜绿假单胞菌的治疗。但是吸入时需注意可能引起的气道痉挛。雾化治疗主要是指气溶胶吸入疗法。所谓气溶胶是指悬浮于空气中微小的固体或液体微粒。因此,雾化吸入疗法是用雾化的装置将药物(溶液或粉末)分散成微小的雾滴或微粒,使其悬浮于气体中,并进入呼吸道及肺内,达到局部治疗(解痉、消炎、祛痰)及全身治疗的目的。

妥布霉素是少数被美国 FDA 批准可通过雾化吸入方式给药的抗生素之一。对于非囊性纤维化支扩,在改善症状及生活质量评分,部分痰培养消除铜绿假单胞菌的同时,与治疗相关的咳嗽、气急、痰量增加、声嘶等不良反应明显增多,使部分患者难以耐受。因此,接受吸入治疗的患者在治疗期间仍应监测患者的耐受性症状。

近期的一项长期雾化庆大霉素 1 年的研究显示,每日雾化庆大霉素 2 次,连续 12 个月,有 30% 患者呼吸道铜绿假单胞菌得到清除,患者运动能力增加,发作次数减少,且延缓首次发作时间,圣乔治评分增加。同时发现 3 个月后症状无持续改善,肺功能不再进一步好转,但未发现抗生素耐药。但在庆大霉素使用过程中,需要注意药物产生的耳毒性和肾毒性。

最近一项 II 期临床试验表明,吸入环丙沙星脂质体每日 1 次,28 天 1 个周期,总共 3 个周期。第 1 个周期结束时,治疗组 NCFB 患者痰液中铜绿假单胞菌密度较对照组显著降低,随访 24 周发现,吸入环丙沙星脂质体治疗 NCFB 可延缓首次急性发作时间,且不良反应较小,患者耐受性较好。

(八)长期使用抗生素

大部分研究对于长期口服抗生素治疗持谨慎态度。一项纳入 378 例患者的系统评价结果显示长期使用抗生素治疗(疗程 4 周～1 年不等)能够明显减少脓痰,但对于急性加重期的频率,肺功能及病死率没有明显影响。对于每年急性加重发作＞3 次且需接受抗生素治疗的患者,或病情严重者,可以考虑长期使用抗生素,但不推荐使用喹诺酮类药物。长期使用抗生素引起的耐药现象也要引起重视。

(九)大环内酯类抗生素

大环内酯类抗生素治疗 NCFB 引起了较多关注,尤其是阿奇霉素,目前被广泛用于 NCFB。除了其自身的抗菌作用,研究发现其还能够抑制炎症反应及免疫调节效果,长期小剂量应用能减少支气管肺泡灌洗液(BALF)中的细胞计数,降低 IL-8 的水平,同时还能够减少痰量,改善肺功能。最近一项随机、双盲、对照临床研究表明,每周服用 3 次阿奇霉素,每次 500 mg,持续 6 个月可显著降低 NCFB 患者急性加重的次数。另一项随机、双盲、对照临床研究也表明,每日服用 250 mg 阿奇霉素,持续 12 个月可显著降低 NCFB 患者急性加重的次数,但对肺功能改善不明显。近年来,红霉素对 NCFB 患者的治疗作用也备受关注,一项最新的随机、双盲、对照临床试验表明,服用琥乙红霉素 12 个月(每日 2 次,每次 400 mg)可降低 NCFB 患者每年急性加重的次数,减少排痰量并减缓 FEV_1 的下降。另外,大环内酯类药物的支气管壁通透性较好,研究表明,气道内的细菌能够通过所谓的群体感应机制,在局部形成一层生物保护膜,使其免于受到抗生素的攻击,而大环内酯类药物恰恰能够破坏细菌的这种机制。虽然,大环内酯类抗生素在 NCFB 的应用中具有相当优势,但长期使用也可引起正常菌群的耐药,并且已经有学者从长期使用阿奇霉素患者的痰液中分离到了对红霉素耐药的金葡菌和流感嗜血杆菌菌株。

第四章　高血压

第一节　原发性高血压

一、概述

（一）定义

原发性高血压或高血压病是指成年人（≥18 岁）凡在未服用降血压药物情况下和在安静状态下，非同日血压至少测量 3 次，当体循环动脉收缩压≥140 mmHg 和（或）舒张压≥90 mmHg，称为血压增高。与此同时，常伴有脂肪和糖代谢紊乱以及心、脑、肾和视网膜等器官功能性或器质性改变为特征的全身性疾病。如果仅收缩压≥140 mmHg，而舒张压不高者称为单纯收缩性高血压。同理，若舒张压≥90 mmHg，而收缩压＜140 mmHg，则称为舒张性高血压。

（二）流行病学

高血压患病率和发病率在不同国家、地区或种族之间有差别，工业化国家较发展中国家发病率高，美国黑种人约为白种人的 2 倍。高血压患病率、发病率及血压水平随年龄增长而升高，高血压在老年人中较为常见，尤其是收缩期高血压。我国自 20 世纪 50 年代以来进行了 4 次（1959 年、1979 年、1991 年、2002 年）成年人血压普查，高血压患病率分别为 5.11％、7.73％、13.58％、18.8％，总体上呈明显上升趋势。据估计，我国现有高血压患者 2 亿以上，但高血压的知晓率、治疗率及控制率均很低，2002 年的普查资料显示：知晓率为 30.2％，治疗率为 24.7％，控制率为 6.1％，较 1991 年略有提高。根据 2007 年我国卫生部心血管病防治研究中心，中国心血管病报道的一项调查报告，城市高血压知晓率、治疗率、控制率和治疗控制率分别为 41.1％、35.1％、9.7％和 28.2％；而农村分别为 22.5％、17.4％、3.5％和 20.4％。如此低的知晓率、治疗率、控制率和治疗控制率，促使我国高血压病致死、致残率居高不下。因此，高血压的防治任重道远。

（三）病因

本病病因未完全阐明，目前认为是在一定的遗传基础上由于多种后天因素的作用，正常血压调节机制失代偿所致，以下因素可能与发病有关。

1.遗传：高血压的发病有较明显的家族集聚性，双亲均有高血压的正常血压子女（儿童或少年）血浆去甲肾上腺素、多巴胺浓度明显较无高血压家族史的对照组高，以后发生高血压的概率亦高。国内调查发现，与无高血压家族史者比较，双亲一方有高血压者的高血压患病率高 1.5 倍，双亲均有高血压病者则高 2～3 倍，高血压病患者的亲生子女和收养子女虽然生活环境相同，但前者更易患高血压。动物实验已筛选出遗传性高血压大鼠株（SHR），分子遗传学研究已实验成功基因转移的高血压动物，上述资料均提示遗传因素的作用。

2.饮食

（1）盐类：与高血压最密切相关的是 Na^+，人群平均血压水平与食盐摄入量有关，在摄盐较高的人群，减少每日摄入食盐量可使血压下降。高钠促使高血压可能是通过提高交感神经张力，增加外周血管阻力所致。饮食中 K^+、Ca^{2+} 摄入不足、Na^+/K^+ 比例升高时易患高血压,高 K^+ 高 Ca^{2+} 饮食可能降低高血压的发病率,动物实验也有类似的发现。我国不同年龄段人群食盐摄入量均较高,高盐饮食是高血压的重要危险因素。高盐饮食地区人群的高血压患病率往往较高。

中国人群高血压流行特点:钠盐摄入量高,钾盐摄入不足,盐敏感性高血压居多。盐敏感的实质是个体对于盐负荷而导致血压升高的一种遗传易感体质。盐敏感被认为是由于肾小球的过滤能力减低和(或)肾小管钠再吸收的比率增加所导致。

盐敏感性:盐敏感性是高血压早期损害标志。盐敏感性已被美国 ASH“2005 高血压新定义”确立为高血压早期损害标志之一。

我国一般人群中盐敏感者占 $15\%\sim42\%$,而高血压人群中 $50\%\sim60\%$ 为盐敏感者。有高血压家族史的成年人中盐敏感者为 65%,青少年中为 45%。老年人、停经女性、糖尿病、肥胖和代谢综合征患者中盐敏感者比例较高。盐敏感性高血压是高血压的一种特殊类型,常见于老年人,有糖尿病、肾疾病史者,交感神经激活状态以及高盐摄入地区的高血压患者,同时也是难治性高血压的重要原因之一。

(2)脂肪酸与氨基酸:降低脂肪摄入总量,增加不饱和脂肪酸成分,降低饱和脂肪酸比例可使人群平均血压下降。动物实验发现摄入含硫氨基酸的鱼类蛋白质可预防血压升高。

(3)饮酒:长期饮酒者高血压的患病率升高,而且与饮酒量成正比。可能与饮酒促使皮质激素、儿茶酚胺水平升高有关。

3.职业、环境和气候:流行病学资料提示,从事高度集中注意力工作、长期精神紧张、长期受环境噪声及不良视觉刺激者易患高血压病。此外,气候寒冷地区冬季较长,人的血管容易收缩而导致血压升高,这也是我国北方地区高血压发病率比南方地区高的原因之一。

4.其他:吸烟、肥胖和糖尿病患者高血压病患病率高。

(四)临床表现

高血压是多基因遗传因素与环境因素长期相互作用的结果,无论是男性还是女性,平均血压随年龄增长而增高,尤其是收缩压。流行病学研究已经证实,高血压本身不仅会造成心血管损害,而且当高血压患者合并有其他危险因素时更易引起或加重心血管损害,这些危险因素包括糖尿病、吸烟、高脂血症等。血压在同一水平上的高血压患者,合并危险因素越多,心血管系统并发症发生率也越高,说明危险因素之间存在着对心血管系统损害的协同作用。

高血压病根据起病和病情进展的缓急及病程的长短可分为两型,即缓进型和急进型,前者又称良性高血压,绝大部分患者属此型,后者又称恶性高血压,仅占高血压病患者的 $1\%\sim5\%$。

1.缓进型高血压病:多为中年后起病,有家族史者发病年龄可较轻。起病多数隐匿,病情发展慢,病程长。早期患者血压波动,血压时高时正常,为脆性高血压阶段,在劳累、精神紧张、情绪波动时易有血压升高,休息、去除上述因素后,血压常可降至正常。随着病情的发展,血压可逐渐升高并趋向持续性或波动幅度变小。患者的主观症状和血压升高的程度可不一致,约 50% 患者无明显症状,只是在体格检查或因其他疾病就医时才发现有高血压,少数患者则在发生心、脑、肾等器官的并发症时才明确高血压病的诊断。

患者可有头痛,多发在枕部,尤易发生在睡醒时,尚可有头晕、头胀、颈部板紧感、耳鸣、眼花、健忘、注意力不集中、失眠、烦闷、乏力、四肢麻木、心悸等。这些症状并非都是由高血压直接引起,部分是机体功能失调所致,无临床特异性。此外,尚可出现身体不同部位的反复出血,如眼结膜出血、鼻出血、月经过多,少数有咯血等。

(1)脑部表现:头痛、头晕和头胀是高血压病常见的神经系统症状,也可有头部沉重或颈项板紧感。高血压直接引起的头痛多发生在早晨,位于前额、枕部或颞部,可能是颅外颈动脉系统血管扩张,其脉搏振幅增高所致。这些患者舒张压多很高,经降压药物治疗后头痛可减轻。

高血压病脑血管并发症主要表现为脑血管意外,即脑卒中,可分为两大类。①缺血性脑卒中:其中有动脉粥样硬化血栓形成、间隙梗死、栓塞、短暂性脑缺血和未定型等各种类型。②出血性脑卒中:有脑实质和蛛网膜下腔出血。

(2)心脏表现:血压长期升高增加了左心室的负担,左心室因代偿而逐渐肥厚,早期常呈向心性对称性肥厚,继之可出现心腔扩张,最终导致高血压性心脏病。近年来研究发现,高血压时心脏最先受影响的是左心室舒张功能。左心室肥厚时舒张期顺应性下降、松弛和充盈功能受影响,若左心室舒张末压升高,左心房可有不同程度扩大,甚至可出现在临界高血压和左心室无肥厚时,这可能是由于左心室的心肌间质已有胶原组织沉积和纤维组织形成,但此时患者可无明显临床症状。

出现临床症状的高血压性心脏病多发生在高血压病起病数年至 10 余年之后。在心功能代偿期,除有时感心悸外,其他心脏方面的症状可不明显。代偿功能失调时,则可出现左心衰竭症状,开始时在体力劳累、饱食和说话过多时发生气喘、心悸、咳嗽,以后呈阵发性的发作,常在夜间发生,并可有痰中带血等,严重时或血压骤然升高时可发生急性肺水肿,出现端坐呼吸,咳粉红色泡沫样痰,若不及时降压可危及生命。反复发作或持续的左心衰竭,可影响右心室功能而发展为全心衰竭,出现尿少、水肿等临床症状。在心脏未增大前,体检可无特殊发现,或仅有脉搏或心尖搏动较强有力,主动脉瓣区第二心音因主动脉舒张压升高而亢进。心脏增大后,体检可发现心界向左、向下扩大;心尖搏动强而有力,呈抬举样;心尖区和(或)主动脉瓣区可听到Ⅱ~Ⅲ级收缩期吹风样杂音。心尖区杂音是左心室扩大导致相对性二尖瓣关闭不全或二尖瓣乳头肌功能失调所致;主动脉瓣区杂音是主动脉扩张,导致相对性主动脉瓣狭窄所致。主动脉瓣区第二心音可因主动脉及瓣膜病变而呈金属音调,可有第四心音。心力衰竭时心率增快,出现发绀,心尖区可闻奔马律,肺动脉瓣区第二心音增强,肺底出现湿啰音,并可有交替脉;后期出现颈静脉怒张、肝大、下肢水肿、腹水和发绀等全心衰竭征象。

(3)肾脏表现:肾血管病变的程度和血压升高的程度及病程密切相关。实际上,无控制的高血压病患者均有肾脏的病变,但在早期可无任何临床表现。随病程的进展可先出现蛋白尿,如无合并其他情况(如心力衰竭和糖尿病等),24 h 尿蛋白总量很少超过 1 g,控制高血压可减少尿蛋白。血尿多为显微镜血尿,少见有透明和颗粒管型。肾功能失代偿时,肾浓缩功能受损可出现多尿、夜尿、口渴、多饮等,尿比重逐渐降低,最后固定在 1.010 左右,称等渗尿。当肾功能进一步减退时,尿量可减少,血中非蛋白氮、肌酐、尿素氮常增高,酚红排泄试验示排泄量明显减低,尿素清除率或肌酐清除率可明显低于正常,上述改变随肾脏病变的加重而加重,最终出现尿毒症。但是,在缓进型高血压病,患者在出现尿毒症前多数已死于心、脑血管并发症。此外,当高血压导致肾功能损害的同时,肾损害又可反过来加重血压升高,从而形成恶性循环。

2.急进型高血压病:在未经治疗的原发性高血压患者中,约 1% 可发展成急进型高血压,发病较急骤,在发病前可有病程不一的缓进型高血压病史。男女比例约为 3:1,多在青中年发病,近年来此型高血压已少见,可能与早期发现轻、中度高血压患者并得到及时有效的治疗有关。其表现基本上与缓进型高血压病相似,但与后者相比,临床症状如头痛等更为明显,具有病情严重、发展迅速、视网膜病变和肾功能很快衰竭等特点。血压显著升高,舒张压多持续在130～140 mmHg或更高。各种症状明显,小动脉纤维样坏死性病变进展迅速,常于数月至1～2年内出现严重的脑、心、肾损害,发生脑血管意外、心力衰竭和尿毒症,并常有视物模糊或失明,视网膜可发生出血、渗出及视盘水肿。血浆肾素活性增高,以肾脏损害最为显著,常出现持续蛋白尿,24 h尿蛋白可达3 g,伴有血尿和管型尿,最后多因尿毒症而死亡,但也可死于脑血管意外或心力衰竭。

3.高血压危重症

(1)高血压危象:高血压病的进程中,如果全身小动脉发生暂时性强烈痉挛,周围血管阻力明显上升,致使血压急骤上升而出现一系列临床症状,称之为高血压危象。这是高血压病的急重症,可见于缓进型高血压各期和急进型高血压,血压改变以收缩压突然明显升高为主,舒张压也可升高,常在诱发因素作用下出现,如强烈的情绪变化、精神创伤、心身过劳、寒冷刺激和内分泌失调(如经期和绝经期)等。患者出现剧烈头痛、头晕、眩晕,亦可有恶心、呕吐、胸闷、心悸、气急、视物模糊、腹痛、尿频、尿少、排尿困难等症状。有的患者可伴随自主神经紊乱症状,如发热、口干、出汗、兴奋、皮肤潮红或面色苍白、手足发抖等;严重者,尤其在伴有靶器官病变时,可出现心绞痛、肺水肿、肾衰竭、高血压脑病等。发作时尿中出现少量蛋白和红细胞;血尿素氮、肌酐、肾上腺素、去甲肾上腺素可增加,血糖也可升高、眼底检查有小动脉痉挛、可伴有出血、渗出或视盘水肿。发作一般历时短暂,控制血压后,病情可迅速好转,但易复发。在有效降压药普遍应用的人群,此危象已很少发生。

(2)高血压脑病:急进型或严重的缓进型高血压病患者,尤其是伴有明显脑动脉硬化时,可出现脑部小动脉持久而明显的痉挛,继之发生被动性或强制性扩张,急性脑循环障碍导致脑水肿和颅内压增高而出现的一系列临床表现,称为高血压脑病。发病时常先有血压突然升高,收缩压、舒张压均可增高,以舒张压升高为主,患者出现剧烈头痛、头晕、恶心、呕吐、烦躁不安、脉搏多慢而有力,可有呼吸困难或减慢、视力障碍、黑蒙、抽搐、意识模糊甚至昏迷,也可出现暂时性偏瘫、失语、偏身感觉障碍等。检查可见视盘水肿,脑脊液压力增高、蛋白含量增高。发作短暂者历时数分钟,长者可数小时甚至数天。妊娠高血压综合征、肾小球肾炎、肾血管性高血压和嗜铬细胞瘤的患者,也可能发生高血压脑病。

4.并发症:在我国,高血压病最常见的并发症是脑血管意外,其次是高血压性心脏病、心力衰竭,再次是肾衰竭。较少见但严重的并发症为主动脉夹层血肿。其起病常突然,迅速发生剧烈胸痛,向背或腹部放射,伴有主动脉分支堵塞现象时,使两上肢血压及脉搏有明显差别,严重者堵塞一侧,从颈动脉到股动脉的脉搏均消失,或下肢暂时性瘫痪或偏瘫。当累及主动脉根部时,患者可发生主动脉关闭不全。未受堵塞的动脉血压升高。主动脉夹层血肿可破裂入心包或胸膜腔,因心脏压塞而迅速死亡。胸部X线检查可见主动脉明显增宽。超声心动图、CT或磁共振断层显像检查(MRI)可直接显示主动脉夹层及范围,甚至可发现破口。主动脉造影也可确立诊断。高血压合并下肢动脉粥样硬化时,可造成下肢疼痛、间歇性跛行。

二、诊断要点

(一)确定是否高血压

1.诊所血压:诊所偶测血压是目前诊断高血压和分级的标准方法和主要手段,要求在未服用降压药物情况下、非同日 3 次安静状态下,测血压达到诊断水平,体循环动脉收缩压≥140 mmHg 及(或)舒张压≥90 mmHg 者为高血压。由于测量次数少、观察误差较大和"白大衣效应",不能可靠地反映血压的波动和活动状态下的情况。动态血压及家庭自测血压可弥补诊所偶测血压的不足,具有重要的临床价值。

2.自测血压:对于评估血压水平及严重程度,评价降压效应,改善治疗依从性,增强治疗的主动参与,自测血压具有独特优点,且无白大衣效应,可重复性较好。目前,患者家庭自测血压在评价血压水平和指导降压治疗上已经成为诊所血压的重要补充。然而,对于精神焦虑或根据血压读数常自行改变治疗方案的患者,不建议自测血压。推荐使用符合国际标准(BHS 和 AAMI)的上臂式全自动或半自动电子血压计,正常上限参考值:135/85 mmHg。应注意患者向医师报告自测血压数据时可能有主观选择性,即报告偏差,患者有意或无意选择较高或较低的血压读数向医师报告,影响医师判断病情和修改治疗。有记忆存储数据功能的电子血压计可克服报告偏差。血压读数的报告方式可采用每周或每月的平均值。家庭自测血压低于诊所血压,家庭自测血压 135/85 mmHg 相当于诊所血压 140/90 mmHg。对血压正常的人建议定期测量血压(20~29 岁,每 2 年 1 次;30 岁以上每年至少 1 次)。

3.动态血压:动态血压测量应使用符合国际标准(BHS 和 AAMI)的监测仪。动态血压的正常值推荐以下国内参考标准:24 h 平均值<130/80 mmHg,白昼平均值<135/85 mmHg,夜间平均值<125/75 mmHg。正常情况下,夜间血压均值比白昼血压值低 10%~15%。动态血压监测在临床上可用于诊断白大衣高血压、隐匿性高血压、顽固难治性高血压、发作性高血压或低血压,评估血压升高严重程度,但是目前主要仍用于临床研究,例如评估心血管调节机制、预后意义、新药或治疗方案疗效考核等,不能取代诊所血压测量。动态血压测量时应注意以下问题:测量时间间隔设定一般为每 30 min 一次,可根据需要而设定所需的时间间隔。指导患者日常活动,避免剧烈运动。测血压时患者上臂要保持伸展和静止状态。若首次检查由于伪迹较多而使读数<80%的预期值,应再次测量。可根据 24 h 平均血压,日间血压或夜间血压进行临床决策参考,但倾向于应用 24 h 平均血压。

4.中心动脉压:近年来提出了中心动脉压的概念,中心动脉压,是指升主动脉根部血管所承受的侧压力。中心动脉压也分为收缩压(SBP)、舒张压(DBP)及脉压(PP)。主动脉的 SBP 由两部分组成:前向压力波(左心室搏动性射血产生)及回传的外周动脉反射波。前向压力波形成收缩期第 1 个峰值(P1),反射波与前向压力波重合形成收缩期第 2 个峰值(即 SBP)。反射波压力又称增强压(AP),增强压的大小可用增压指数(AIx)表示,AIx=AP/PP,其中 AP=SBP-P1。通常情况下,AP 在舒张期回传到主动脉根部与前向压力波重合,在收缩期回传到外周动脉。

中心动脉压直接影响心、脑、肾等重要脏器的灌注压,因而可能比肱动脉血压更能够预测心脑血管病的发生。反射波是左心室后负荷的组分,是心脏后负荷的指标之一,也是收缩期高血压的发病基础。中心动脉压增高将诱发冠脉硬化,进而容易引起冠状动脉狭窄及冠状动脉事件。因此,降低中心动脉压将有助于预防心血管事件。已证明中心动脉血流动力学与高血压靶器官损害、心血管疾病独立相关。在预测、决定终点事件方面中心动脉血流动力学的意义优于外周血流动力学。ASCOT 试验的亚组研究 CAFE 中心动脉压可作为评价及优化抗高血压治疗方案的一个新的指标。

5.白大衣高血压与隐匿性高血压:"白大衣高血压"也称"诊所高血压",指患者去医院就诊时,在医师诊室测量血压时血压升高,但回到自己家中自测血压或 24 h 动态血压监测时血压正常。

隐匿性高血压与之相反,系指患者在医院测量血压正常,而动态血压监测或家庭自测血压水平增高。隐匿性高血压在一般人群中患病率为 8%～23%,其发生靶器官损害和心血管疾病的危险性较一般人明显增高。目前对于是否应该采用药物手段干预隐匿性高血压与诊室高血压尚存争议,但加强对这些患者的血压监测、及时发现持续性高血压仍具有重要意义。同时,对于这些患者还应加强生活方式干预,例如控制饮食、增加体力运动、控制体重、限制食盐摄入量等,努力延缓或避免持久性高血压的发生。由此可见临床上应大力提倡并推广非诊室血压监测措施(包括动态血压监测与家庭自测血压)。动态血压监测与家庭自测血压能够提供更为详尽且真实的血压参数,有助于全面了解血压波动情况,鉴别与判定一过性血压升高(诊室高血压与隐匿性高血压)的人群。

(二)判断高血压的病因,明确有无继发高血压

对怀疑继发性高血压者,通过临床病史、体格检查和常规实验室检查可对继发性高血压进行简单筛查。

1.临床病史提示继发性高血压的指征

(1)肾脏疾病家族史(多囊肾)。

(2)肾脏疾病、尿路感染、血尿、滥用镇痛药(肾实质性疾病)。

(3)药物:口服避孕药、甘草、甘珀酸、滴鼻药、可卡因、安非他明、类固醇、非甾体类抗炎药、促红细胞生长素、环孢素。

(4)阵发性出汗、头痛、焦虑、心悸(嗜铬细胞瘤)。

(5)阵发性肌无力和痉挛(醛固酮增多症)。

2.提示继发性高血压的体征

(1)库欣(Cushing)综合征面容。

(2)神经纤维瘤性皮肤斑(嗜铬细胞瘤)。

(3)触诊有肾增大(多囊肾)。

(4)听诊有腹部杂音(肾血管性高血压)。

(5)听诊有心前区或胸部杂音(主动脉缩窄或主动脉病)。

(6)股动脉搏动消失或胸部杂音(主动脉缩窄或主动脉病)。

(7)股动脉搏动消失或延迟、股动脉压降低(主动脉缩窄或主动脉病)。

3.继发高血压:常规实验室及辅助检查测定肾素、醛固酮、皮质激素和儿茶酚胺水平,动脉造影,肾和肾上腺超声、计算机辅助成像(CT)、头部磁共振成像(MRI)等。

三、治疗

(一)目的

治疗高血压的主要目的是最大限度地降低心血管发病和死亡的总危险。当然,血压也并非降得越低越好,近年来研究表明,在降压治疗中存在明显的降压"J"形曲线问题。"J"形曲线现象即血压下降达到特定水平时,主要心血管疾病的发生率会下降;但持续降低血压,心血管事件发生率反而会回升。但究竟血压"J"点值在哪里,目前没有定论。可以肯定的是不同高血压人群其"J"点值不同,血压在"J"点值之上,降压治疗越低、越早越好。

（二）高血压的非药物治疗

非药物治疗包括提倡健康生活方式,消除不利于心理和身体健康的行为和习惯,达到减少高血压以及其他心血管病的发病危险,适用于所有高血压患者。具体内容如下。

1.减重:建议体重指数应控制在 24 kg/m² 以下。减重对健康的利益是巨大的,如人群中平均体重下降5～10 kg,收缩压可下降5～20 mmHg。高血压患者体重减少10%,则可使胰岛素抵抗、糖尿病、高脂血症和左心室肥厚改善。减重的方法一方面是减少总热量的摄入,强调少脂肪并限制过多糖类的摄入,另一方面则需增加体育锻炼,如跑步、太极拳、健美操等。在减重过程中还需积极控制其他危险因素,老年高血压则需严格限盐等。减重的速度可因人而异,但首次减重最好达到减重 5 kg 以增强减重信心,减肥可提高整体健康水平,减少包括癌症在内的许多慢性病,关键是"吃饭适量,活动适度"。

2.采用合理膳食:根据我国情况对改善膳食结构预防高血压提出以下建议。①减少钠盐:WHO 建议每人每日食盐量不超过 5 g。我国膳食中约80%的钠来自烹调或含盐高的腌制品,因此,限盐首先要减少烹调用盐及含盐高的调料,少食各种咸菜及盐腌食品。如果北方居民减少日常用盐的一半,南方居民减少1/3,则基本接近 WHO 建议。②减少脂肪摄入,补充适量优质蛋白质:建议改善饮食结构,减少含脂肪高的猪肉,增加含蛋白质较高而脂肪较少的禽类及鱼类。蛋白质占总热量15%左右,动物蛋白占总蛋白质20%。蛋白质质量依次为:奶、蛋;鱼、虾;鸡、鸭;猪、牛、羊肉;植物蛋白,其中豆类最好。③注意补充钾和钙。④多吃蔬菜和水果:研究证明增加蔬菜或水果摄入,减少脂肪摄入可使 SBP 和 DBP 有所下降。素食者比肉食者有较低的血压,其降压的作用可能基于水果、蔬菜、食物纤维和低脂肪的综合作用。⑤限制饮酒:尽管有研究表明非常少量饮酒可能减少冠心病发病的危险,但是饮酒和血压水平及高血压患病率之间却呈线性相关,大量饮酒可诱发心脑血管事件发作。因此不提倡用少量饮酒预防冠心病,提倡高血压患者应戒酒,因饮酒可增加服用降压药物的抗性。如饮酒,建议每日饮酒量应为少量。男性饮酒量:葡萄酒<100 mL(相当于2 两),或啤酒<250 mL,或白酒<25 mL(相当于 0.5 两);女性则减半量,孕妇不饮酒。不提倡饮高度烈性酒。WHO 对酒的新建议是酒,越少越好。

3.增加体力活动:每个参加运动的人特别是中老年人和高血压患者在运动前最好了解一下自己的身体状况,以决定自己的运动种类、强度、频度和持续运动时间。对中老年人应包括有氧、伸展及增强肌力练习三类,具体项目可选择步行、慢跑、太极拳、门球、气功等。运动强度必须因人而异,按科学锻炼的要求,常用运动强度指标可用运动时最大心率达到180(或 170)减去年龄表示,如 50岁的人运动心率为 120～130/min,如果求精确则采用最大心率的 60%～85%作为运动适宜心率,需在医师指导下进行。运动频率一般要求每周 3～5 次,每次持续 20～60 min 即可,可根据运动者身体状况和所选择的运动种类以及气候条件等而定。

4.减轻精神压力保持平衡心态:长期精神压力和心情抑郁是引起高血压和其他一些慢性病的重要原因之一,对于高血压患者,这种精神状态常使他们较少采用健康的生活方式,如酗酒、吸烟等,并降低对抗高血压治疗的依从性。对有精神压力和心理不平衡的人,应减轻精神压力和改变心态,要正确对待自己、他人和社会,积极参加社会和集体活动。

5.戒烟:对高血压患者来说戒烟也是重要的,虽然尼古丁只使血压一过性升高,但它降低服药的依从性并增加降压药物的剂量。吸烟可造成血管内皮损伤,它是导致心血管事件的最重要独立危险因素之一,因此必须提倡全民戒烟。

(三)高血压的药物治疗

1.降压药物治疗原则

(1)小剂量:初始治疗时通常应采用较小的有效剂量以获得可能有的疗效而使不良反应最小,如有效而不满意,可逐步增加剂量以获得最佳疗效。

(2)尽量应用长效制剂:为了有效地防止靶器官损害,要求每天 24 h 内血压稳定于目标范围内,如此可以防止从夜间较低血压到清晨血压突然升高而致猝死、脑卒中或心脏病发作。要达到此目的,最好使用持续 24 h 作用的药物,一天一次给药。其标志之一是降压谷峰比值应>50%,此类药物还可增加治疗的依从性。

(3)联合用药:为使降压效果增大而不增加不良反应,用低剂量单药治疗疗效不满意的可以采用两种或多种降压药物联合治疗。事实上 2 级以上高血压为达到目标血压常需降压药联合治疗。两种药物的低剂量联合使用,疗效优于大剂量单一用药。

(4)个体化:根据患者具体情况和耐受性及个人意愿或长期承受能力,选择适合患者的降压药物。

在用药过程中,同时考虑:①患者其他危险因素的情况。②患者有无其他合并疾病,包括糖尿病、心脏病、脑血管病、肾脏疾病等。③患者靶器官的损害情况。④长期药物服用应简便,以利于患者坚持治疗。

2.降压药物的选择

(1)降压药物选择的原则:目前,治疗高血压病的药物主要有 6 大类,即利尿药、β 受体阻滞药、钙拮抗药、血管紧张素转化酶抑制药(ACEI)、血管紧张素 II 受体拮抗药(ARB)及 β 肾上腺素能受体阻滞药。另外,我国也使用一些复方制剂及中药制剂。目前指南推荐的一线降压药物有 5 类:利尿药、β 受体阻滞药、钙拮抗药、血管紧张素转化酶抑制药(ACEI)、血管紧张素 II 受体拮抗药(ARB)。近年来大型荟萃分析显示:常用的 5 种降压药物总体降压作用无显著性差异。任何降压治疗的心血管保护作用主要源自降压本身。5 大类降压药物都可以用于高血压患者的起始和维持治疗。当然每种药物都有其临床适应证和禁忌证,不同类降压药在某些方面可能有相对的优势。一些研究提示,预防脑卒中,ARB 优于 β 受体阻滞药,钙拮抗药优于利尿药;预防心力衰竭,利尿药优于其他类;延缓糖尿病和非糖尿病肾病的肾功能不全,ACEI 或 ARB 优于其他类;改善左心室肥厚,ARB 优于 β 受体阻滞药;延缓颈动脉粥样硬化;钙拮抗药优于利尿药或 β 受体阻滞药。不同类降压药在某些方面的可能的相对优势仍有争议,尚需进一步的研究。因此 2009 年欧洲高血压指南更新中指出,应依据循证医学证据来选择降压药物,传统的一线、二线、三线用药的分类方法缺乏科学性和实用性,应避免采用。

选择哪种降压药物作为开始治疗及维持降压治疗的原则是:对每个患者应该采取在指南指导下的个体化治疗,因为需要长期甚至终身的治疗。要考虑的主要因素有:①患者存在的心血管危险因素。②有无靶器官损害、临床有无合并心血管病、肾脏疾病及糖尿病等。③有无其他伴随疾病影响某种降压药物的使用。④对患者存在的其他情况,所用药物有无相互作用。⑤降压药降低心血管危险的证据有多少。⑥患者长期治疗的经济承受能力。

（2）常用抗高血压药

1）利尿药：最常用的一线类降压药,噻嗪类利尿药不论单用或联用,都有明确的疗效。有利于肾脏排出体内的钠盐和水分,达到降低血压的目的。主要不良反应为低钾血症、胰岛素抵抗和脂代谢异常。目前较少单独使用并尽量小剂量应用,在使用利尿药的同时,应该使用补钾和保钾制剂。新型利尿药吲达帕胺在常用剂量上仅表现有轻微的利尿作用,主要表现为血管扩张作用,降压有效率在 70% 左右,且不具有传统利尿药易造成代谢异常的特点。

适应证：主要用于轻、中度高血压,尤其是老年人高血压或并发心力衰竭时、肥胖者、有肾衰竭或心力衰竭的高血压患者。痛风患者禁用,糖尿病和高脂血症患者慎用。小剂量可以避免低血钾、糖耐量降低和心律失常等不良反应。可选择使用氢氯噻嗪 12.5～25 mg、吲达帕胺 1.25～2.5 mg,每天 1 次。呋塞米仅用于并发肾衰竭时。

2）β受体阻滞药：β受体阻滞药降压安全、有效,通过阻断交感神经系统起作用。单用一般能使收缩压下降 15～20 mmHg。目前第一代的β受体阻滞药普萘洛尔已较少使用,临床常用的有美托洛尔、阿替洛尔（因临床研究获益不大,目前不建议使用）和比索洛尔。其中比索洛尔为每天 1 次的新型高度选择性的β受体阻滞药,服用方便,不良反应小,几乎不影响糖脂代谢。不良反应是心动过缓、房室传导阻滞、心肌收缩抑制、糖脂代谢异常。特别适用于年轻人、发生过心肌梗死、快速型心律失常、心绞痛的患者。

适应证：主要用于轻、中度高血压,尤其在静息时心率较快（＞80/min）的中青年患者或合并心绞痛时。心脏传导阻滞、哮喘、慢性阻塞性肺病与周围血管病患者禁用。胰岛素依赖型糖尿病患者慎用。可选择使用美托洛尔 25～50 mg,每天 1～2 次;比索洛尔 2.5～5 mg,每天 1 次;倍他洛尔 5～10 mg,每天 1 次。β受体阻滞药也可用于治疗心力衰竭,但用法与降压完全不同,应加注意。

3）钙拮抗药（CCB）：钙拮抗药通过血管扩张以达到降压目的。用于高血压的钙拮抗药可分为 3 类,即二氢吡啶类,以硝苯地平为代表,目前第一代的短效制剂硝苯地平已较少应用,临床多使用缓释和控释制剂或二、三代制剂,如尼群地平、非洛地平、氨氯地平等;苯噻氮唑类,以地尔硫草为代表;苯烷胺类,以维拉帕米为代表。后两类钙拮抗药亦称非二氢吡啶类,多用于高血压合并冠心病和室上性心律失常的患者,不良反应主要有降低心率和抑制心肌收缩力。钙拮抗药的降压特点为：在具有良好降压效果的同时,能明显降低心、脑血管并发症的发生率和病死率,延缓动脉硬化进程,对电解质、糖脂代谢、尿酸无不良影响。第一代的短效制剂硝苯地平服用不方便,依从性差,对血压控制不稳,有反射性心率加速、交感神经激活、头痛、面红、踝部水肿等不良反应。研究显示,使用短效钙拮抗药有可能增加死于心肌梗死的危险性,但有证据显示,使用长效制剂则没有类似危险,故已较少应用短效钙拮抗药,建议尽量使用长效制剂。

长效钙拮抗药和缓释制剂能产生相对平稳和持久的降压效果,不良反应少。心脏传导阻滞和心力衰竭患者禁用非二氢吡啶类钙拮抗药。不稳定型心绞痛和急性心肌梗死时禁用速效二氢吡啶类钙拮抗药。优先选择使用长效制剂,例如非洛地平缓释片 5～10 mg,每天 1 次;硝苯地平控释片 30 mg,每天 1 次;氨氯地平 5～10 mg,每天 1 次;拉西地平 4～6 mg,每天 1 次;维拉帕米缓释片 120～240 mg,每天 1 次。对于经济承受能力较低的患者,也可使用硝苯地平缓释片或尼群地平普通片 10 mg,每天 2～3 次,虽然疗效可能没有长效制剂好,但降压总比不降好。慎用硝苯地平速效胶囊。

适应证：可用于各种程度的高血压,尤其在老年人高血压或合并稳定型心绞痛时。

CCB 是非常好的抗高血压药物,无论是用于起始治疗,还是作为联合治疗的用药之一。ALLHAT 试验证实 CCB 是很好的降压选择。ACCOMPLISH 试验显示,CCB 与 ACEI 联用优于利尿药＋ACEI。ASCOT 试验也是如此。这些大型临床试验给治疗提供了依据。特别是对于中国人群,发生脑卒中的风险很高,CCB 是非常理想的药物,中国的高血压患者应当尽量早应用 CCB。

4)血管紧张素转化酶抑制药(ACEI):通过扩张动脉降低血压。这些药物口服大多 1 h 内出现降压效应,但可能需要几天甚至几周才能达到最大降压效应。其中卡托普利作用时间最短,需每天 2～3 次服药,其他大多是新型的 ACEI,如贝那普利、赖诺普利、雷米普利、福辛普利等,均可每天 1 次服药。对降低高血压患者心力衰竭发生率及病死率、延缓胰岛素依赖型糖尿病患者肾损害的进展,尤其是伴有蛋白尿时特别有效。ACEI 不影响心率和糖、脂代谢,更重要的功能是能保护和逆转靶器官的损害。

主要不良反应为干咳、高钾血症、血管神经性水肿。主要用于高血压合并糖尿病,或者并发心脏功能不全、肾脏损害有蛋白尿的患者。妊娠和肾动脉狭窄、肾衰竭(血肌酐＞3 mg/dL)患者禁用。可以选择使用以下制剂:卡托普利 12.5～25 mg,每天 2～3 次;依那普利 10～20 mg,每天 1～2 次;培哚普利 4～8 mg,每天 1 次;西拉普利 2.5～5 mg,每天 1 次;贝那普利 10～20 mg,每天 1 次;雷米普利 2.5～5 mg,每天 1 次;赖诺普利 20～40 mg,每天 1 次。

适应证:ACEI 能安全有效地降低血压,可用于治疗各级高血压。特别适用于年轻人、心力衰竭患者、服用其他药物出现较多不良反应的患者。

5)血管紧张素 II 受体拮抗药(ARB):ARB 是继 ACEI 之后的对高血压、动脉硬化、心肌肥厚、心力衰竭、糖尿病肾病等具有良好作用的新一类作用于肾素-血管紧张素系统(RAS)的抗高血压药物。作用机制与 ACEI 相似,但更加直接。与 ACEI 比较,它更充分、更具选择性地阻断 RAS,且很少有干咳、血管神经性水肿等不良反应,氯沙坦还可促进血尿酸排出。适用于 ACEI 不能耐受的患者。对糖尿病患者、心力衰竭患者、肾损害患者靶器官有良好的保护作用,可降低心脑突发事件的发生,降低心力衰竭患者的病死率。目前国内应用较多的是氯沙坦、缬沙坦,其次是厄贝沙坦和替米沙坦。例如氯沙坦 50～100 mg,每日 1 次;缬沙坦 80～160 mg,每日 1 次。

适应证:与 ACEI 相同,目前主要用于 ACEI 治疗后发生干咳的患者。特别适用于使用其他降压药物有不良反应的患者,可提高患者的治疗顺应性。

(3)新型的降压药物

1)肾素抑制药(DRI):肾素抑制剂能有效、高度选择性地作用于 RAS 系统,抑制肾素以减少血管紧张素原转化为血管紧张素 I;具有抗交感作用,因而避免了血管扩张后反射性的心动过速;能改善心力衰竭患者的血流动力学;对肾脏的保护作用强于 ACEI 和 ARB;预期不良反应小。肽类肾素拮抗药如雷米克林、依那克林属第一代肾素抑制药,但由于其生物利用度低,口服有首剂效应,易为蛋白酶水解等缺点,临床应用价值低。非肽类肾素拮抗药如 RO 42-5892、阿利吉仑等为第二代肾素抑制药,能克服上述缺点,有望成为新型的抗高血压药。

2)其他新型降压药:目前报道有内皮素受体拮抗药、神经肽 Y 抑制药、心钠素及内肽酶抑制药、咪唑啉受体兴奋药(如莫索尼定、雷美尼定)、5-羟色胺受体拮抗药(酮色林、乌拉地尔)、K^+ 通道开放剂、降钙素基因相关肽(CGRP)等。这些新药研究进展迅速,有些已应用于临床,使高血压病防治出现更为广阔的前景,但目前在国内应用这些新药的临床报道还不多。

（四）采取综合防治措施，治疗相关危险因素

1.调脂治疗：高血压伴有血脂异常可增加心血管病发生危险。高血压或非高血压者调脂治疗对预防冠状动脉事件的效果是相似的。一级预防和二级预防分别使脑卒中危险下降 15％ 和 30％。我国完成的 CCSPS 研究表明，调脂治疗对中国冠心病的二级预防是有益的。

2.抗血小板治疗：对于有心脏事件既往史或心血管高危患者，抗血小板治疗可降低脑卒中和心肌梗死的危险。

对高血压伴缺血性血管病或心血管高危因素者血压控制后可给予小剂量阿司匹林。

3.血糖控制：高于正常的空腹血糖值或糖化血红蛋白（HbA1c）与心血管危险增高具有相关性。UKPDS 研究提示强化血糖控制与常规血糖控制比较，虽对预防大血管事件不明显，但却明显减低微血管并发症。治疗糖尿病的理想目标是空腹血糖≤6.1 mmol/L 或 HbA1c≤6.5％。

4.微量白蛋白尿：近年来随着对微量白蛋白尿（MAU）的不断认识，其临床意义越来越受到重视。肾脏的病变，如微量白蛋白尿的出现，是肾脏血管内皮功能障碍的标志，同时也是全身其他部位（心脏、脑）血管病变的一个反映窗口。神经体液因素不断作用于心血管疾病高危患者的大、小血管，引发高血压、动脉硬化、冠心病，内皮损伤及炎症反应导致随后发生靶器官损害，产生蛋白尿、心力衰竭等。MAU 已明确作为包括糖尿病（DM）、高血压及其他慢性肾脏疾病（CKD）患者甚至普通人群心血管并发症、肾脏疾病预后及死亡的独立预测因子，K/DOQI 指南已将尿白蛋白的检测列为 CKD 高危人群的筛查指标。RAS 抑制药通过抑制异常激活的神经体液因子、保护内皮来干预危险因素，明显改善了高危患者的预后，体现在肾脏保护作用、减少微量蛋白尿、改善代谢综合征、降低新发糖尿病，以及保护心脏功能、治疗心肌梗死和心力衰竭等方面。

第二节　　继发性高血压

继发性高血压亦称症状性高血压，此种高血压存在明确的病因，高血压为其临床表现之一。继发性高血压在所有高血压患者中约占 5％～10％。继发性高血压本身的临床表现和危害性，与原发性高血压相似。因此当原发病的其他症状不多或不太明显时，容易被误认为原发性高血压。由于继发性高血压和原发性高血压的治疗方法不尽相同，且有些继发性高血压的病因是可以祛除的，因此在临床工作中，两者的鉴别关系到是否能及时正确地进行治疗，甚为重要。

一、病因

引起继发性高血压的原因，可有以下几种。

（一）肾脏疾病

肾脏疾病引起的高血压，是继发性高血压中最常见的一种，称为肾性高血压。包括：①肾实质性病变，如急性和慢性肾小球肾炎、慢性肾盂肾炎、妊娠高血压疾病、先天性肾脏病变（多囊肾、马蹄肾、肾发育不全）、肾结核、肾结石、肾肿瘤、继发性肾脏病变（各种结缔组织疾病、糖尿病性肾脏病变、肾淀粉样变、放射性肾炎、创伤和泌尿道阻塞所致的肾脏病变）等。②肾血管病变，如肾动脉和肾静脉狭窄阻塞（先天性畸形、动脉粥样硬化、炎症、血栓、肾蒂扭转）。③肾周围病变，如炎症、脓肿、肿瘤、创伤、出血等。

(二)内分泌疾病

肾上腺皮质疾病,包括皮质醇增多症(库欣综合征)、原发性醛固酮增多症、伴有高血压的肾上腺性变态综合征和肾上腺髓质疾病,如嗜铬细胞瘤、肾上腺外的嗜铬细胞肿瘤都能引起继发性高血压。其他内分泌性的继发性高血压包括垂体前叶功能亢进(肢端肥大症)、甲状腺功能亢进或低下、甲状旁腺功能亢进(高血钙)、类癌和绝经期综合征等。内分泌疾病伴有高血压的并不少见。继发性高血压也可由外源性激素所致,如雌激素(女性长期口服避孕药)、糖皮质激素、盐皮质激素、拟交感胺和含酪胺的食物和单胺氧化酶抑制剂等。

(三)血管病变

如主动脉缩窄、多发性大动脉炎等。主要引起上肢血压升高。

(四)其他

睡眠呼吸暂停综合征和各种药物引起的高血压等。

二、发病机制和病理

肾性高血压主要发生于肾实质病变和肾动脉病变。前一类肾脏病理解剖的共同特点是肾小球玻璃样变性、间质组织和结缔组织增生、肾小管萎缩和肾细小动脉狭窄,说明肾脏既有实质性损害也有血液供应不足这两种情况同时存在,后者为肾内血管病变所引起。后一类则病变在肾动脉,主要引起肾脏血流灌注的固定性减少。在以上病变造成肾缺血缺氧的情况下,肾脏可以分泌多种增高血压的因子,主要是肾小球旁细胞分泌大量肾素。过多的血管紧张素 II 通过直接收缩血管作用、刺激醛固酮分泌导致水钠潴留和交感神经系统兴奋,从而使血压增高。高血压反过来又可引起肾细小动脉病变,加重肾脏缺血。这样互相影响,使血压持续增高。

皮质醇增多症时的高血压,是下丘脑—垂体分泌 ACTH 样物质刺激肾上腺皮质增生或肾上腺皮质自身发生肿瘤,使调节糖类和盐类的肾上腺皮质激素分泌增多,导致水钠潴留所致。嗜铬细胞瘤通过释放过量儿茶酚胺引起患者血压阵发性或持续性增高。原发性醛固酮增多症为肾上腺皮质增生或肿瘤所致的醛固酮自主性分泌过多,可导致体内钠和水潴留,进而使有效血容量增加和高血压。

肾上腺性变态综合征的高血压,是 C11β 羟化酶失常致 11 去氧皮质醇及 11 去氧皮质酮增多的结果。也可由 C17α 羟化酶不足而皮质醇及性激素减少,11 去氧皮质酮、皮质酮及醛固酮分泌增多所致。

甲状旁腺功能亢进患者约 1/3 有高血压,这与该病血钙增高引起肾结石、肾钙质沉积、间质性肾炎、慢性肾盂肾炎等肾脏病变有关。血钙增高对血管也有直接的收缩作用。有些患者的高血压在血钙纠正后消失。垂体前叶功能亢进症和糖尿病中,高血压较无此种疾病的人群中多数倍。绝经期综合征的高血压可能与卵巢功能减退,雌激素对大脑皮质、自主神经中枢的调节和对垂体的抑制减弱有关。

先天性主动脉缩窄和多发性大动脉炎,可在主动脉各段造成狭窄,如狭窄发生于主动脉弓的末部至腹主动脉分叉之间,其所引起的体循环血流变化可使下肢血液供应减少而血压降低,大量血液主要进入狭窄部位以上的主动脉弓的分支,因而头部及上肢的血液供应增加而血压升高。由于狭窄部位以下的降主动脉与腹主动脉供血不足,且肾动脉的血液供应也不足,遂使肾脏缺血的因素亦参与了这类疾病高血压的形成。

睡眠呼吸暂停综合征表现为睡眠中上呼吸道反复发生的机械性阻塞，其中至少一半人血压增高，经手术或鼻持续气道正压治疗血压可下降。

许多药物可以引起或加重高血压。免疫抑制剂如环孢素和糖皮质激素可使高达80%的接受器官移植者血压升高。非甾体类抗炎药和COX-2抑制剂通过其抗肾脏前列腺素的作用使血压增高。高原病伴有的高血压，主要与高原气压及氧分压低致组织缺氧有关。

三、临床表现

继发性高血压的临床表现主要是有关原发病的症状和体征，高血压仅是其中的表现之一。但有时也可由于其他症状和体征不甚显著而使高血压成为主要表现。继发性高血压患者的血压特点可与原发性高血压相类似，但又各有自身的特点。如嗜铬细胞瘤患者的血压增高常为阵发性，伴有交感神经兴奋的症状，在发作间期血压可以正常；而主动脉缩窄患者的高血压可仅限于上肢。

四、诊断和鉴别诊断

对下列高血压患者应考虑继发性高血压的可能：①常规病史、体检和实验室检查提示患者有引起高血压的系统性疾病存在。②20岁之前开始有高血压。③高血压起病突然，或高血压患者原来控制良好的血压突然恶化，难以找到其他原因。④重度或难治性高血压。⑤靶器官损害严重，与高血压不相称，宜进行深入仔细的病史询问，体格检查和必要的实验室检查。

在病史询问中，应特别注意询问各种肾脏病、泌尿道感染和血尿史、肾脏病家族史（多囊肾），有无发作性出汗、头痛与焦虑不安（嗜铬细胞瘤），肌肉无力和抽搐发作（原发性醛固酮增多症）等。体检中注意有无皮质醇增多症的外表体征、有无扪及增大的肾脏（多囊肾）、腹部杂音的听诊（肾血管性高血压），心前区或胸部杂音的听诊（主动脉缩窄或主动脉病），双上肢血压以及股动脉搏动减弱、延迟或胸部杂音，下肢动脉血压降低（主动脉缩窄或主动脉病），神经纤维瘤性皮肤斑（嗜铬细胞瘤）等。靶器官损害的体征包括有无颈动脉杂音，运动或感觉缺失，眼底异常，心尖搏动异常，心律失常，肺部啰音，重力性水肿和外周血管病变的体征。除常规实验室检查外，根据不同的病因选择下列实验室检查项目：血浆肾素、血管紧张素、醛固酮、皮质醇、儿茶酚胺、主动脉和肾血管造影、肾上腺B型超声波或CT或核素检查等。

(一)肾实质性疾病

肾实质性高血压是最常见的继发性高血压，以慢性肾小球肾炎最为常见，其他包括结构性肾病和梗阻性肾病等。应对所有高血压患者初诊时进行尿常规检查以筛查排除肾实质性高血压。体检时双侧上腹部如触及块状物，应疑为多囊肾，并做腹部超声检查。目前超声检查在肾脏的解剖诊断方面几乎已经完全取代了静脉肾盂造影，可以提供有关肾脏大小和形态、皮质厚度，有无泌尿道梗阻和肾脏肿块的所有必要的解剖学资料。功能方面的筛选试验包括尿蛋白、红细胞、白细胞和血肌酐浓度。应当对所有高血压患者进行这些检查。如多次复查结果正常，可以排除肾实质疾病；如有异常，应进一步作详细检查。

(二)肾血管性高血压

肾血管性高血压是继发性高血压的第二位原因，系由一处或多处的肾外动脉狭窄所致。老年人肾动脉狭窄多由动脉粥样硬化所致。在我国，大动脉炎是年轻人肾动脉狭窄的重要原因之一，纤维肌性发育不良症状较少见。突然发生或加重、难治的高血压提示肾动脉狭窄的存在。肾动脉狭窄的表现包括腹部血管杂音、低血钾和肾功能进行性减退。彩色多普勒超声可以发现肾动脉狭窄，尤其是接近血管开口处的病变，并能确定有助于预测介入治疗效果的阻力指数。三维增强磁共振血管造影也有助于肾血管性高血压的诊断。螺旋 CT 诊断肾血管性高血压的敏感性也相似。肾动脉狭窄的确诊性检查是动脉内血管造影。肾静脉肾素比值需要多次侵入性导管检查，操作复杂，敏感性和特异性不高，目前不作为筛选试验推荐。

(三)嗜铬细胞瘤

嗜铬细胞瘤是一种少见的继发性高血压的病因(占所有高血压患者的 0.2%～0.4%)，可为遗传性或获得性。嗜铬细胞瘤患者约 70% 有高血压，为稳定性或阵发性(伴有头痛、出汗、心悸和苍白等症状)。根据血浆或尿中儿茶酚胺或其代谢产物增多进行诊断。在进行旨在定位肿瘤的功能显像检查之前，应当进行药物试验以获得支持诊断的依据。敏感性最高(97%～98%)的试验是血浆游离甲氧基肾上腺素的测定加上尿甲氧基肾上腺素片段的测定。但由于目前血浆游离甲氧基肾上腺素的测定尚未常规用于诊断，因此尿甲氧基肾上腺素片段和尿儿茶酚胺仍然是首选的诊断试验。很高的测定值则无须进一步检查即可作出诊断;如测定值为中等升高，尽管临床高度怀疑嗜铬细胞瘤，仍有必要用胰高血糖素或可乐定作激发或抑制试验;当试验结果为边缘时，许多临床医师愿意直接进入影像学检查。胰高血糖素试验必须在患者已经有效地接受 β 受体阻滞剂治疗之后实施，以防注射胰高血糖素后发生显著的血压下降。给予可乐定后血浆儿茶酚胺水平显著下降被视为可乐定抑制试验阴性。作出定性诊断后，还需要进行定位诊断。95% 位于肾上腺附近，因为常常是体积较大的肿瘤，因此有时可通过超声检查而被发现。CT 和磁共振是最敏感的检查手段(敏感性为 98%～100%)，但后者的特异性较低(50%)。

(四)皮质醇增多症

高血压在本病十分常见，约占 80%。患者典型的体形常提示本病。可靠指标是测定 24 h 尿氢化可的松水平，>110 nmol/L(40 ng/mL)高度提示本病。确诊可通过 2 d 小剂量地塞米松抑制试验(每 6 h 给予 0.5 mg，共 8 次)或夜间(夜 11 时给予 1 mg)地塞米松抑制试验。2 d 试验中第二天尿氢化可的松排泄超过 27 nmol/L(10 ng/mL)或夜间地塞米松抑制试验中次日 8 时血浆氢化可的松水平超过 140 nmol/L(50 ng/mL)提示本病，而结果正常可排除本病。最近也有采用后半夜血清或唾液氢化可的松作为诊断的更简单指标。本症的分型可采用进一步实验室和影像学检查。

(五)原发性醛固酮增多症

血清钾水平的检测是原发性醛固酮增多症的重要筛查试验，但只有少数患者会在本症的早期有低血钾。病因方面，30% 为肾上腺腺瘤(多见于女性)，70% 为肾上腺皮质增生，罕见的是肾上腺癌。血压可轻度增高，亦可为显著增高而难以用药物控制。对难治性高血压和不能激发的低血钾患者要考虑原发性醛固酮增多症。进一步证实可通过氟氢化可的松抑制试验(给予激素 4 天不能使血浆醛固酮水平降至阈值以下)以及标准状况下测定的醛固酮和肾素，也可测定醛固酮/肾素比值。但老年人也可有醛固酮增高和肾素降低。而且慢性肾病患者醛固酮/肾素比值也可增高，系由高血钾刺激醛固酮释放所致。一项荟萃分析的结果显示，本症患者醛固酮/肾素比值增高者在不同研究中所占比例的变化很大，从 5.5% 到 39%，因此其临床使用价值尚有争议。肾上腺显影(目前常用 CT、磁共振或放射性核素胆固醇标记技术)也有一定的使用价值。

（六）主动脉缩窄

先天性主动脉缩窄或多发性大动脉炎引起的降主动脉和腹主动脉狭窄,都可引起上肢血压增高,多见于青少年。本病的特点常是上肢血压高而下肢血压不高或降低,且上肢血压高于下肢,形成反常的上下肢血压差别(正常平卧位用常规血压计测定时下肢收缩压读数较上肢高 20～40 mmHg)。下肢动脉搏动减弱或消失,有冷感和乏力感。在胸背和腰部可听到收缩期血管杂音,在肩胛间区、胸骨旁、腋部和中上腹部,可能有侧支循环动脉的搏动、震颤和杂音。多发性大动脉炎在引起降主动脉或腹主动脉狭窄的同时,还可以引起主动脉弓在头臂动脉分支间的狭窄或一侧上肢动脉的狭窄,这时一侧上肢血压增高,而另一侧血压则降低或测不到,应予注意。影像学检查(超声和放射学检查)可确立诊断。

（七）睡眠呼吸暂停综合征

睡眠呼吸暂停综合征又称阻塞性睡眠呼吸暂停综合征(OSAS),特点是睡眠中上呼吸道吸气相陷闭引起呼吸气流停顿的反复发生,氧饱和度下降。对肥胖者,特别是伴有难治性高血压者应疑及本症的存在。对动态血压监测显示为“非杓型”者,应作呼吸监测。患者的体征包括白天嗜睡、注意力难以集中、睡眠不安、睡眠中呼吸发作性暂停、夜尿、易激惹和性格变化、性功能减退等。一旦怀疑本病,应作进一步检查。呼吸监测是诊断的主要工具。本症可通过兴奋交感神经、氧化应激、炎症和内皮功能障碍等机制对心血管功能和结构产生有害影响。本症可在相当一部分患者中引起血压增高,机制可能是心血管反射性调节机制的损伤和血管内皮功能障碍。

（八）药物诱发的高血压

升高血压的药物有甘草、口服避孕药、类固醇、非甾体抗炎药、可卡因、安非他命、促红细胞生成素和环孢素等。

五、治疗

继发性高血压的治疗,主要是针对其原发病。对原发病不能根治手术或术后血压仍高者,除采用其他针对病因的治疗外,对高血压可按治疗原发性高血压的方法进行降压治疗。

有关肾血管性高血压的治疗,目前认为:①顽固性高血压和肾功能进行性下降是血管重建的指征。②介入治疗已较手术血管重建更多选用。③对肌纤维发育不良者,选用单纯血管成形术成功率高、血压控制好,而对动脉粥样硬化性病变,再狭窄发生率较高,需加放置支架。④介入治疗的效果优于药物治疗,但药物治疗仍然十分重要。如果肾功能正常、血压得到控制、肾动脉狭窄不严重,或高血压病程较长,则首选药物治疗。由于动脉粥样硬化病变有进展的高度危险,仍然需要强化生活方式的改变、小剂量阿司匹林、他汀类药物和多种降压药治疗。降压药宜选用噻嗪类利尿剂和钙拮抗剂,如无双侧肾动脉狭窄,尚可加用肾素-血管紧张素抑制剂。主要危险是狭窄后部位血流灌注显著减少导致的肾功能急性恶化和血清肌酐增高,常见于给予肾素-血管紧张素抑制剂后,但血清肌酐的变化可在撤药后恢复正常。

嗜铬细胞瘤的治疗是切除肿瘤。手术前,患者必须充分准备,包括给予 α 受体阻滞剂和 β 受体阻滞剂(前者足量给药后),然后给予手术切除,常用腹腔镜指导,此前给予足量补液,以免容量不足。

对原发性醛固酮增多症,通过腹腔镜切除腺瘤,术前给予醛固酮拮抗剂(如螺内酯或依普利酮)。对肾上腺增生,给予醛固酮拮抗剂治疗。

主动脉缩窄患者在手术修复或安置支架后,高血压可仍然存在,患者可能需要继续服用降压药。

睡眠呼吸暂停综合征合并高血压的治疗,包括肥胖者减轻体重,以及使用正压呼吸装置。

第三节 难治性高血压

一、正确理解难治性高血压的含义

难治性高血压又称为顽固性高血压,其定义为:在改善生活方式的基础上,使用足够剂量且合理的 3 种降压药物(包括利尿剂)后,血压仍在目标水平以上,或至少需要 4 种药物才能使血压达标(一般人群<140/90 mmHg,糖尿病、冠心病和慢性肾病患者<130/80 mmHg)。难治性高血压占高血压患者的 15%～20%,由于血压难控,对靶器官的损伤更为严重,预后更差。收缩压持续升高是难治性高血压的主要表现形式。

难治性高血压并不是所有未控制达标的高血压。主要原因包括:①生活方式改善不良;②患者依从性差,未合理规律用药;③部分患者可能为继发性高血压,而尚未明确诊断;④新近诊断的原发性高血压患者,降压药物需要合理调整;⑤短暂的血压增高,尤其是在急性呼吸道感染、突然失眠、寒冷等应激情况下。

一、假性难治性高血压的常见原因

(1)医患相关因素:①血压测量技术问题,包括使用有测量误差的电子血压计、测压方法不当,如测量姿势不正确、上臂较粗而未使用较大袖带。②"白大衣"效应,表现为诊室血压高而诊室外血压正常(动态血压或家庭自测血压正常),发生率在普通人群和难治性高血压人群类似,可高达20%～30%,老年人似乎更常见。③假性高血压,是指间接测压法测得的血压读数明显高于经动脉真正测得的血压读数。发生机制是由于周围动脉硬化,袖带气囊不易阻断僵硬的动脉血流。尽管血压较高,但并无靶器官损害,多见于有明显动脉硬化的老年人和大动脉炎的患者。④患者依从性差,如服药怕麻烦,担心药物的不良反应;忧虑用"好药"后将来无药可用;经济上不能承受,听信不正确的舆论等。部分为发生药物不良反应而停药。⑤生活方式改善不良,包括食盐过多、饮酒、吸烟、缺乏运动、低纤维素饮食等。摄盐过多可抵消降压药物的作用,对盐敏感性高血压更为明显。睡眠质量差造成血压升高,并且难以控制,临床上比较常见。长期大量饮酒者高血压发生率升高12%～14%,而戒酒可使 24 小时收缩压降低 7.2 mmHg,舒张压降低 6.6 mmHg,高血压的比例由42%降至 12%。⑥肥胖与糖尿病,由于胰岛素抵抗、血管内皮功能紊乱、肾脏损害、药物敏感性低等原因,更易发生难治性高血压。有研究显示,糖尿病合并高血压病患者平均需要 2.8～4.2 种抗高血压药物才能有效降低血压。⑦高龄,单纯收缩性高血压比较常见,并随年龄增长而增多,更难降压。⑧精神心理因素,伴有慢性疼痛、失眠、焦虑、忧郁等。

(2)药物因素:①降压药物剂量不足或联合用药不合理;②非固醇类抗炎药可使收缩压平均增高 5 mmHg,可以削弱利尿剂、ACEI、ARB 和 β 受体阻滞剂的降压作用,对大部分患者影响较小,但对老年、糖尿病、慢性肾病患者影响较大;③可卡因、安非他命及其他成瘾药物的使用;④拟交感神经药;⑤口服避孕药;⑥皮质类固醇激素类;⑦环孢素和他克莫司;⑧促红细胞生成素;⑨某些助消化药、通便药、通鼻用的交感神经兴奋剂和有激素样作用的甘草酸二铵等;⑩部分中草药如人参、麻黄、甘草、苦橙等。

（3）其他因素:急性呼吸道感染常使血压显著升高或使高血压难以控制,可持续 1 周。环境和季节因素也显著影响血压水平,如寒冷环境血压上升幅度较大,且相对难以控制,平时所用药物不足以控制其血压,或者难以使血压达到目标水平。

二、难治性高血压的继发原因

继发性高血压是难治性高血压的常见原因。继发性高血压主要包括高血压遗传性疾病、阻塞性睡眠呼吸暂停综合征、肾实质疾病、肾血管性高血压、原发性醛固酮增多症、嗜铬细胞瘤、慢性类固醇治疗和库欣综合征、甲状腺和甲状旁腺疾病、主动脉缩窄、颅内肿瘤等。继发性高血压的流行病学和发生率目前尚无系统的研究资料。根据 Strauch 等对 402 例高血压住院患者的研究显示,继发性高血压占全部高血压患者的 31%,其中原发性醛固酮增多症占 19%,肾血管性高血压和嗜铬细胞瘤分别占 4% 和 5%,皮质醇增多症和肾性高血压分别占 2% 和 1%。

（1）高血压遗传学:11β-羟化酶缺乏、17α-羟化酶缺乏、Liddle 综合征（肾小管上皮细胞钠离子通道基因功能增强型突变）、糖皮质激素可治性高血压、肾单位上皮细胞 11β-羟类固醇脱氢酶缺乏所致的盐皮质样激素中间体过剩等均为单基因遗传的高血压,而且血压较难控制。近来认定的 WNK 激酶（丝氨酸/苏氨酸蛋白激酶家族成员）是有多种生理功能的蛋白,包括细胞信号、细胞生成、增殖和胚胎发育,其中对离子通道有重要的调节作用,其基因突变即可导致遗传性高血压和高血钾综合征,即假性醛固酮减低症 II 型。

（2）阻塞性睡眠呼吸暂停综合征（OSAS）:约 50% 的高血压患者合并 OSAS,男性多于女性。OSAS 与高血压明显相关,在药物难以控制的高血压病患者中常见,美国将其列为继发性高血压的首位原因。OSAS 的低氧状态导致的交感神经激活及压力反射敏感性下降,引起血压调节功能障碍,可能是造成高血压难治的主要机制。不适当的睡眠姿势、急性上呼吸道感染、饮酒和吸烟可加重病情,与喉部炎症、充血和水肿有关。诊断依靠详细询问病史和夜间呼吸睡眠监测。

（3）原发性醛固酮增多症:在难治性高血压患者中的患病率>10%,在继发性高血压中最为常见。常见原因是肾上腺腺瘤或增生,少见原因为遗传缺陷。大部分原发性醛固酮增多症并无低钾血症和尿钾增多的表现,血钾多在正常范围的低值。临床上不能以自发性低钾血症作为筛查和诊断的必要条件。肾上腺无创影像学检查对单侧肾上腺单个腺瘤的诊断价值较高,而对双侧肾上腺多个结节的准确性欠佳,需要行选择性肾上腺静脉血激素测定予以明确。

（4）肾血管性高血压:包括先天性纤维肌性发育不良、大动脉炎及肾动脉粥样硬化。前两者在年轻人（尤其是年轻女性）中多见,而后者在年龄>50 岁的患者中多见,尤其是合并糖尿病、冠心病或周围动脉粥样硬化者。对于粥样硬化性肾动脉狭窄,介入治疗仍能获得较好的血压控制和肾脏功能的改善,但尚需大规模的临床研究加以证实。

（5）肾实质疾病:慢性肾脏疾病既是高血压难治的原因,也是难治性高血压或高血压长期未能有效控制的并发症。慢性肾脏疾病的患者绝大多数伴有高血压,通常需要抗高血压治疗且多需联合用药,需要使用 3 种以上降压药物者占 70%。

（6）库欣综合征:70%～90% 的库欣综合征患者有高血压,其中 17% 为严重高血压。其主要机制为过多的糖皮质激素非选择性地刺激盐皮质激素受体,导致水钠重吸收增多、排钾增多和碱中毒,同时肥胖、睡眠呼吸暂停也参与高血压的形成。其最有效的降压药物是醛固酮受体拮抗剂如螺内酯,必要时联用其他降压药物。

(7)嗜铬细胞瘤:患病率低却难治。95%的患者有高血压,其中50%有持续性高血压。有研究表明,患者从发病到最后确诊需要3年以上时间。通过尸检发现,约有55%患者被漏诊。确诊需要实验室检查(定性诊断)和影像学检查(定位诊断)。

(8)主动脉缩窄:属于先天性畸形,特点为上肢血压增高而下肢血压降低,甚至完全测不出,并且不能触及下肢的动脉搏动。发病率虽低,但应考虑到发病的可能。

四、难治性高血压的临床评估

(1)翔实的病史资料:详细了解高血压的时间、严重程度、进展情况及影响因素;以往治疗用药及其疗效和不良反应,现在用药情况;询问继发性高血压的可能线索,以及睡眠情况、打鼾和睡眠呼吸暂停情况;了解有无动脉粥样硬化或冠心病;注意有无近期呼吸道感染史。

(2)评估患者的依从性:患者对于药物治疗的依从性直接关系治疗效果,一般可根据患者服药史获得。但是,对于依从性差的患者必须讲究询问技巧,如询问时不要直截了当或带有责备口气,应该从用药的不良反应、药物的价格及其承受能力、用药的方便程度着手。

(3)体格检查:要获得准确的血压信息,必须规范血压测量。测量血压时应在合适的温度和环境下安静休息>5分钟,在正确舒适的体位和姿势下测量。袖带应覆盖上臂长度2/3,同时气囊覆盖上臂周长的2/3以上。每一侧至少测量2次,2次之间至少间隔1分钟;当2次血压读数差<5 mmHg时方可认为测量读数准确,取其较低的数值为血压测量值。两臂血压不等时,应采用较高一侧的血压读数。注意测量四肢血压(下肢血压只取收缩压),有助于排除主动脉缩窄以及其他大动脉疾病。仔细检查颈区、锁骨下动脉区、肾区和股动脉区有无血管杂音,有助于诊断大血管疾病、肾动脉狭窄。肾区未闻及血管杂音不能排除肾动脉狭窄;胸骨左缘上部的杂音应当考虑到主动脉缩窄的可能。患者有皮肤紫纹、面颊部发红并且呈中心性肥胖,可能是库欣综合征。

(4)诊所外血压监测:动态血压有利于排除"白大衣"效应,并能观察血压变化的规律(包括夜间高血压)以及对药物治疗的反应等。鼓励家庭血压监测,对识别"白大衣"效应、评价血压和判定预后也具有重要价值。

五、难治性高血压的实验室及影像学检查

(1)实验室检查:①尿常规,结合病史可以帮助认定或排除肾实质性疾病,如肾炎和肾功能受损;②血液生化,包括血肌酐和血浆钾、钠、镁浓度以及血糖、血脂水平;③检查清晨卧位和立位血浆血管紧张素、醛固酮、血浆肾素水平,并计算血浆醛固酮/血浆肾素活性比值,以便诊断或排除原发性醛固酮增多症;④必要时检测血浆和尿液儿茶酚胺代谢产物水平,以排除嗜铬细胞瘤;⑤当高度怀疑库欣综合征时检查血浆皮质醇水平,并做地塞米松抑制试验;⑥肾脏超声检查,能提供肾脏大小和结构信息,有助于某些病因的诊断;⑦24小时尿液(乙酸防腐)检查,用于分析尿钠钾排泄、尿醛固酮排泄和计算内生肌酐清除率(必要时)。

(2)影像学检查:多排CT血管影像学检查能提供清晰可靠、接近选择性血管造影质量的图像。对于可疑肾动脉狭窄患者,如青少年高血压、女性疑为纤维肌性发育不良、老年人及粥样硬化性肾动脉狭窄的患者应进行CT肾动脉造影。对于非可疑肾动脉狭窄患者,不应该常规进行肾动脉造

影检查。其他部位的 CT 动脉造影也有助于明确血管狭窄或结构异常的诊断。超声和 MRI 检查，对于肾动脉狭窄诊断敏感性差，不能作为排除诊断的依据。

六、难治性高血压的诊断思路

对于难治性高血压患者的诊断，首先是要符合其诊断标准，其次是找出引起难治性高血压的病因，这也是诊断难治性高血压的重要环节。

（1）筛查程序：是否为假性难治性高血压—患者服用降压药物是否规律—降压药物选择和使用是否合理—有无联用拮抗降压的药物—治疗性生活方式改变有无不良或失败—是否合并使血压增高的器质性疾病（肥胖症、糖尿病等）—有无慢性疼痛和精神心理疾病—启动继发性高血压的筛查。可简化为：识别假性高血压—分析药物原因—注意生活方式不良—重视合并的疾病（肥胖症、糖尿病等）—排除继发性高血压。

（2）确定诊断：经过明确的筛查程序后，如诊室血压＞140/90 mmHg 或糖尿病和慢性肾脏病患者血压＞130/80 mmHg，且患者已经使用了包括利尿剂在内的 3 种足量降压药物血压难以达标，或需要 4 种或以上的降压药物才能使血压达标，方可诊断为难治性高血压。

（3）专家诊治：已知和可疑的难治性高血压，需要就诊于相关专家门诊；对于治疗 6 个月血压仍未控制或仍不见好转者，也需要就诊高血压专家门诊，以进一步诊断和治疗。

七、难治性高血压的治疗原则及方法

1.治疗原则：①由心血管医师诊治，最好由高血压专科诊治；②多与患者沟通，提高用药的依从性；③强化治疗性生活方式，如减轻体重、严格限盐、控制饮酒；④合理选用联合降压药物治疗方案；降压失败后，在严密观察下停用现有药物，重启新的联合用药方案。原则是，专科诊治有利于寻找难治性高血压原因，有利于制订合理的治疗方案。

2.药物选用原则：抗高血压药物剂量不足和组合不当是所谓高血压难治的最常见原因。对于血压控制不良的患者，首先停用干扰血压的药物，对其所用的≥3 种抗高血压药物，根据其血压的基本病理生理、药理学原则和临床经验进行调整或加强。基本原则为能够阻断导致血压增高的所有病因，联合药物的作用机制及协同作用，抵消不良反应。

3.药物治疗：降压药物首先选用 ACEI 或 ARB＋钙离子拮抗剂＋噻嗪类利尿剂、扩张血管药＋减慢心率药＋利尿剂的降压方案。如果效果不理想，增加原有药物的剂量尤其是利尿剂剂量。血压仍不达标时，可再加用另一种降压药物如螺内酯、β 受体阻滞剂、α 受体阻滞剂或交感神经抑制剂（可乐定）。

（1）利尿剂：难治性高血压患者血浆及尿醛固酮的水平均较高，而且即使无慢性肾病，心房利尿钠肽及脑利尿钠肽的水平也较高。利尿剂是控制难治性高血压有效而稳定的药物，特别是对于盐敏感性高血压。当血压难以控制时，可适当增大剂量。通常选用噻嗪类利尿剂，当有明显肾功能不全时使用襻利尿剂如呋塞米或托拉塞米。因呋塞米是短效制剂，需要每日给药 2～3 次，否则间歇性尿钠排泄反而会激活 RAS 引起水、钠潴留。如果利尿剂加量后效果仍不佳，可联合醛固酮受体拮抗剂。2011 年应用螺内酯治疗难治性高血压的随机对照临床试验（ASPIRANT）结果表明，小剂量的醛固酮受体拮抗剂螺内酯（25 mg/d）能有效降低难治性高血压患者的收缩压，特别是肾素和血钾水平较低者降压效果更好。对于肥胖或睡眠呼吸暂停综合征的难治性高血压患者也可加用醛固酮受体拮抗剂(如螺内酯 20 mg/d)。有研究显示,调整利尿剂(增加一种利尿剂、增大利尿剂的剂量或根据肾功能水平更换利尿剂)可使 60% 以上的难治性高血压患者血压达标。值得提醒的是,利尿剂的降压效果在用药 2 周后较显著,而在用药 2 个月后才能达到比较理想的效果。

(2)ACEI 或 ARB:抑制 RAS 系统,兼有明显的心脏和肾脏保护作用,在难治性高血压中是重要的联合治疗药物之一,尤其适用于糖尿病、肥胖症、胰岛素抵抗或睡眠呼吸暂停综合征患者。但是目前国内所用剂量普遍较小,应当适当增大剂量以加强降压效果。

(3)钙离子拮抗剂:常为难治性高血压患者联合用药的选择。钙离子拮抗剂的种类和品种不同,药理作用特点有较大差异,应该根据临床情况具体选择,建议选择缓释或长效制剂。硝苯地平作用强,但半衰期短,应该使用控释型或缓释片剂。尼卡地平作用强,目前尚无缓释型,仅在病情需要时使用。氨氯地平是长半衰期药物,作用温和,可安全使用。对于某些血压难控的患者,可采用二氢吡啶类与非二氢吡啶类联用,如硝苯地平联合地尔硫草。

(4)β受体阻滞剂:阻滞外周交感神经活性,降低中枢交感神经活性,减少肾素释放,并具有镇静和抗焦虑作用。在难治性高血压患者中,β受体阻滞剂常作为血压难控时的联合用药,尤其对舒张压较高、脉压较小、心率较快和有焦虑或失眠的患者效果更好。兼有α受体阻滞作用的β受体阻滞剂如卡维地洛,在降压方面也有较好的效果。

(5)α受体阻滞剂或交感神经抑制剂:在难治性高血压常用联合药物不能控制时也可选用。外周α受体阻滞剂的耐受性良好,如果选用的β受体阻滞剂不兼有α受体阻滞作用,可加用外周α受体阻滞剂。中枢性α受体阻滞剂虽可选用,但不良反应较多,耐受性差。

(6)肾素抑制剂:临床试验证实降压有效,但作为难治性高血压中的联合用药,尚缺乏确切的临床证据。有研究证实,肾素抑制剂与 ACEI 或 ARB 联用,不良事件并未减少反而增多。

第四节　高血压急症

一、高血压急症和亚急症的定义

高血压急症定义为以下几个方面。①高血压危象:广义高血压危象,是指高血压急症与亚急症,狭义的高血压危象,是指高血压急症。②急进型高血压:血压持续显著升高,短期内造成心、脑、肾等靶器官功能的严重损害。③恶性高血压:与急进型高血压有相似的含义,还含有难治性的意义。目前国内外均不建议采用高血压危象、急进型高血压和恶性高血压的术语,主张应用高血压急症和亚急症的概念。

高血压急症是指原发性或继发性高血压患者,在某些诱因作用下,血压突然和显著升高(>180/120 mmHg),同时伴有进行性心、脑、肾等重要靶器官功能不全的表现。美国高血压预防、检测、评价和治疗全国联合委员会第七次报告(JNC7)对高血压急症与亚急症的定义比较简明:高血压急症是指血压急性快速和显著升高,同时伴有靶器官的急性损害;高血压亚急症是指血压显著升高,但不伴有靶器官的急性损害。

二、高血压急症和亚急症的诊断

(1)高血压急症范围：在血压升高特别是显著升高的基础上,发生高血压脑病、颅内出血(脑出血、蛛网膜下腔出血)、脑梗死、急性心力衰竭、肺水肿、急性冠状动脉综合征、主动脉夹层、子痫等。鉴别高血压急症与亚急症的标准不是血压升高的程度,而是有无新近发生的急性进行性靶器官损害。急性靶器官损害是诊断高血压急症的首要条件。

(2)血压状况：①高血压急症的发生不取决于高血压的类型,其可发生于原发性高血压患者,而继发性高血压也不少见,如妊娠高血压、急性肾小球肾炎、嗜铬细胞瘤等。②既往有无高血压病史不是高血压急症诊断的必要条件,部分高血压急症既往并无高血压病史,新近才发现血压显著升高。③血压水平的高低与急性靶器官的损害程度并非成正比。多数高血压急症的血压水平显著升高,但少数并未显著升高,如并发于妊娠期或某些急性肾小球肾炎的患者,血压未及时控制在合理范围内,会对脏器功能产生严重影响,甚至危及生命。并发急性肺水肿、主动脉夹层动脉瘤、心肌梗死者,即使血压为中度升高,也应视为高血压急症。高血压亚急症虽有血压显著升高引起的症状,如头痛、头晕、心悸、胸闷、无力、鼻出血和烦躁不安等,但无急性靶器官损害或慢性靶器官损害的急性加重。

(3)靶器官损害：确立高血压急症,血压升高是基础因素,重要靶器官的急性损害是必要条件。多数患者患有慢性靶器官的损害,应当根据临床表现、实验室及其辅助检查,评价是否出现高血压基础上急性靶器官损害,这对治疗很有价值。对于高血压伴发高血压脑病、急性脑卒中、急性冠状动脉综合征、主动脉夹层、子痫等,临床诊断并不困难。然而,对于慢性心力衰竭急性失代偿、慢性肾功能不全急性加重的患者,究竟属于高血压急症还是亚急症,需要进行鉴别。急性左心衰竭多发生于慢性心力衰竭基础上,除血压升高外,感染、快速心律失常、容量负荷过重、过度体力活动、妊娠等多种诱发因素,均可使心力衰竭由慢性转为急性,特别是其早期常表现为血压显著升高,给诊断造成困难。肾功能的急性损害会加重高血压,特别是在高血压合并慢性肾功能不全时,诊断是否属于高血压急症颇为困难。对于此类患者,应当密切监测血压水平和肾功能损害的实验室指标,分析与判定两者的关系。

三、高血压急症病因与发病机制

(1)病因：在高血压急症中,原发性高血压患者占 40%～70%,继发性高血压占 25%～55%。高血压急症的继发性原因包括：①肾实质病变,约占继发性高血压的 80%,常见于急慢性肾小球肾炎、慢性肾盂肾炎、间质性肾炎;②累及肾脏的系统性疾病,如系统性红斑狼疮、硬皮病、血管炎等;③肾血管病,如结节性多动脉炎、肾动脉粥样硬化等;④内分泌疾病,如嗜铬细胞瘤、库欣综合征、原发性醛固酮增多症;⑤药物和毒物,如可卡因、苯异丙胺、环孢素、苯环立定等;⑥主动脉狭窄;⑦子痫和先兆子痫。

(2)发病机制：不同病因其高血压的发病机制有所不同。

1)交感神经和 RAS 过度激活：各种应激因素(严重精神创伤、情绪过于激动等)—交感神经活性亢进—缩血管物质显著增多(儿茶酚胺类＋肾素-血管紧张素)—血压急剧升高。

2)局部或全身小动脉痉挛：脑动脉主动痉挛继之被动扩张,可导致高血压脑病;冠状动脉痉挛引起缺血、损伤甚至坏死,可发生急性冠状动脉综合征;肾动脉痉挛引起肾缺血和肾内压力增高,可出现急性肾功能不全;视网膜动脉痉挛引起视网膜内层组织变性坏死,可发生视网膜出血、渗出和视盘水肿;全身小动脉痉挛通过多种病理机制引起组织器官损伤。

3)脑动脉粥样硬化:在脑血管压力、血流改变及痉挛状态下,粥样硬化斑块不稳定,并且微血管瘤形成后易破裂,最终可导致脑卒中。

4)其他机制:神经反射异常(神经源性高血压急症)、内分泌异常、心血管受体功能异常(降压药物骤停)、细胞膜离子转移功能异常(如烧伤后高血压急症)均在不同的高血压急症中发挥重要作用;内源性生物活性肽、血浆敏感因子(如甲状旁腺高血压因子、红细胞高血压因子)、胰岛素抵抗、一氧化氮合成或释放不足、原癌基因表达增多以及遗传性升压因子等,可能起到一定作用。

四、高血压急症的临床特征与处理原则

(1)临床特征:①血压水平:一般超过 180/120 mmHg。②眼底检查:动脉变细、出血、渗出、视盘水肿。③神经系统:头痛、视觉异常、精神错乱、意识障碍、局灶性感觉缺失。④心肺检查:心尖搏动增强、心脏扩大、心力衰竭、肺部湿啰音、肺水肿。⑤肾脏改变:少尿、蛋白尿、肌酐清除率下降、氮质血症。⑥胃肠道症状:恶心、呕吐。

(2)尽快明确诊断:当怀疑高血压急症时,应进行详尽的病史采集、体格检查和实验室检查,评价靶器官功能是否受累及受累的程度,以尽快明确是否为高血压急症。

(3)处理的基本原则:①高血压急症的患者应进入急诊抢救室或加强监护室,持续监测血压;②尽快应用适合的降压药物;③酌情使用有效的镇静剂以消除患者的紧张心理、焦虑与恐惧;④针对不同靶器官的损害给予相应的处理。

(4)实施分段渐进降压:这是高血压急症的首要治疗措施。在起始降压阶段,降压的目标不是使血压降至正常,而是渐进地将血压调控至合理水平,最大限度地减轻心、脑、肾等靶器官的损害。在治疗前要明确用药种类、用药途径、血压目标水平和降压速度等。在临床应用时需考虑药物的药理学、药代动力学作用,对心排血量、全身血管阻力和靶器官的灌注等血流动力学的影响,以及可能发生的不良反应。在严密监测血压、尿量和生命体征的情况下,应视不同的临床情况使用短效静脉降压药物。降压过程中要严密观察靶器官功能状况,如神经系统症状和体征的变化、胸痛是否加重等。由于患者已存在靶器官的损害,过快或过度降压容易导致组织灌注压降低,诱发缺血事件。在处理高血压急症的同时,要根据患者靶器官疾病进行相应处理,争取最大限度地保护靶器官,并针对既往的基础危险因素进行治疗。无论血压正常者还是高血压患者,脑血管的自动调节机制下限约比静息时的平均动脉压低 25%。初始阶段(数分钟至 1 小时)血压控制的目标为平均动脉压的降低幅度不超过治疗前水平的 25%。随后的 2~6 小时将血压降至安全范围,一般为 160/100 mmHg 左右。如果可耐受这样的水平,临床情况稳定,此后 24~48 小时逐步将血压降至正常水平。在治疗的过程中,要充分考虑患者的年龄、病程、血压升高的程度、靶器官的损害和合并的临床情况,因人而异制订具体方案。

五、静脉降压药物的临床特点与用法

(1)硝普钠:为动脉和静脉扩张剂,适用于大多数高血压急症。因硝普钠通过血—脑屏障使颅

内压进一步升高,对于存在颅内高压(高血压脑病、脑出血、蛛网膜下隙出血、大面积脑梗死)的患者慎用;硝普钠在红细胞内与巯基结合后分解为氰化物和一氧化氮,而氰化物经过肝脏代谢为硫氰酸盐,并全部经肾脏排出,对于肾功能不全、严重肝功能障碍患者禁用。因硫氰酸盐可抑制甲状腺对碘的吸收,不宜用于甲状腺功能减退症的患者。用法为 $0.25\sim10~\mu g/(kg \cdot min)$ 静脉滴注,立即起效,作用持续 $1\sim2$ 分钟;从最小剂量开始静脉滴注,根据血压水平每 $5\sim10$ 分钟调整滴速,每次增加 $5~\mu g/min$,增量后注意监测血压。因硫氰酸盐从体内完全排出需要 3 天以上,容易导致蓄积,因此用药一般<48 小时。给药时注意避光。主要不良反应为恶心、呕吐、肌肉颤动、出汗、低血压、氰化物或硫氰酸盐中毒、高铁血红蛋白血症(罕见)。氰化物或硫氰酸盐中毒多发生在大剂量或患者存在肝、肾功能不全时,表现为乏力、恶心、精神错乱、反射亢进、震颤、定向力障碍和抽搐等。若<$3~\mu g/(kg \cdot min)$ 静脉滴注,使用时间<72 小时,一般不会发生中毒。用药后 24 小时内检测硫氰酸盐浓度>120 mg/L 时,应该立即停药。

(2)硝酸甘油:为静脉和动脉扩张剂。低剂量扩张静脉,减轻心脏前负荷,降低心肌耗氧量;较高剂量扩张小动脉,降低血压并增加冠状动脉血流。适用于高血压合并急性冠状动脉综合征、急性左心衰竭的患者。用法为 $5\sim100~\mu g/min$ 静脉滴注,$2\sim5$ 分钟起效,持续时间 $5\sim10$ 分钟;从 $5~\mu g/min$ 开始静脉滴注,根据血压水平每 $5\sim10$ 分钟调整滴速,每次增加 $5\sim10~\mu g/min$,使用中注意严密监测血压。连续用药 $2\sim3$ 天易产生耐药性。主要不良反应为头痛、恶心、呕吐、低血压、心动过速、高铁血红蛋白血症。

(3)酚妥拉明:非选择性 α 受体阻滞剂。适用于儿茶酚胺过度增多的高血压急症,目前仅用于嗜铬细胞瘤的紧急降压治疗。用法为 $2.5\sim5$ mg 静脉注射,$1\sim2$ 分钟起效,持续作用 $10\sim30$ 分钟;继以 $0.5\sim1$ mg/min 静脉滴注维持。主要不良反应为血管扩张作用引起的潮红、头痛,神经反射性引起的心动过速、心绞痛。严禁用于冠心病患者。

(4)拉贝洛尔:为 α 和 β 受体阻滞剂。多数在肝脏代谢,代谢产物无活性。特点是降低外周血管阻力,不影响心排血量,不降低重要脏器的血流量包括冠状动脉血流量。适用于除急性左心衰竭外的各种高血压急症。用法为 $20\sim100$ mg 静脉注射或 $0.5\sim2$ mg/min 静脉滴注,$5\sim10$ 分钟起效,持续 $3\sim6$ 小时,24 小时≤300 mg。主要不良反应为恶心、头皮刺激感、喉头发热、头晕、支气管痉挛、心动过缓、传导阻滞、直立性低血压。禁用于低血压、心动过缓、传导阻滞。

(5)乌拉地尔(压宁定):α 受体阻滞剂兼有中枢 5-羟色胺激动作用,不但阻断突触后的 α 受体,而且阻断外周 α 受体,还具有降低延髓心血管中枢的交感反馈作用。主要作用为周围血管扩张和降低交感神经活性。乌拉地尔是目前最为理想的急性降压药物,降压平稳,疗效显著。其能够减轻心脏负荷,改善心肌功能;降低心肌耗氧量,不增加心率;增加心排血量,改善外周供血;具有抗心律失常作用(与 α 受体阻滞及改善心肌缺血有关)。首剂反应好,且无直立性低血压,不影响颅内压,不影响糖脂代谢。用法为 $12.5\sim50$ mg 静脉注射,5 分钟起效,持续 $2\sim8$ 小时;继以 $100\sim400~\mu g/min$ 静脉滴注维持。不良反应小,主要为低血压、头痛、眩晕。无明确禁忌证,尤其适用于肾功能不全患者。

(6)地尔硫草:为非二氢吡啶类钙离子拮抗剂。用法为 10 mg 静脉注射,5 分钟起效,持续 30 分钟;继以 $5\sim15~\mu g/(kg \cdot min)$ 静脉滴注维持。主要不良反应为低血压、心动过缓、传导阻滞、心力衰竭加重。原则上用药时间<7 天。

(7)尼卡地平:二氢吡啶类钙离子拮抗剂。主要扩张小动脉,降压疗效类似于硝普钠。因不增高颅内压,适用于伴有脑卒中的高血压急症。但易引起反射性心动过速,慎用或禁用于冠心病、急性左心衰竭患者。用法为 0.5～10 μg/(kg·min)静脉滴注,5～10 分钟起效,持续 1～4 小时。主要不良反为头痛、心动过速、恶心、呕吐、潮红、静脉炎。

(8)美托洛尔:为 β 受体阻滞剂。特点是起效快,作用维持时间长,无须静脉滴注维持。用法为 5 mg 静脉注射 3～5 分钟,必要时 5 分钟重复 1 次,总量 15 mg。患者若能耐受 15 mg 美托洛尔,则在末次静脉给药后 15 分钟口服美托洛尔 25～50 mg,每天 4 次,直到 48 小时;然后 100 mg,每天 2 次,或美托洛尔缓释片 50～100 mg,可加至 200 mg,每天 1 次。

(9)艾司洛尔:为 β 受体阻滞剂。特点为高效选择性,起效迅速,作用时间相对较短。适用于主动脉夹层患者。用法为 250～500 μg/kg 静脉注射,1～2 分钟起效,持续 10～20 分钟;继以 50～300 μg/(kg·min)静脉滴注维持。主要不良反应为低血压、恶心、心力衰竭加重。慎用或禁用于 AVB、心力衰竭和支气管痉挛患者。

(10)依那普利拉:对血浆高肾素和高血管紧张素活性的高血压急症有效,而对低血浆肾素和低血管紧张素活性的高血压急症疗效较差。用法为 1.25～5 mg 静脉注射,每 6 小时 1 次,15～30 分钟起效,持续 6～12 小时。禁用于肾衰竭、双侧肾动脉狭窄、高钾血症、妊娠等患者。

(11)肼屈嗪:为动脉扩张剂。直接松弛血管平滑肌,降低周围血管阻力,并抑制去甲肾上腺素的合成,抑制 α 受体,而对 β 受体无影响,使用时应与 β 受体阻滞剂合用。适用于急、慢性肾炎所致的高血压急症及子痫。禁用于低血压、冠心病、心肌梗死患者,也禁用于肾功能不全、溃疡病患者。用法为 10～20 mg 静脉注射,每 4～6 小时一次,10～20 分钟起效,每次持续 1～4 小时。不良反应为头痛、皮肤潮红、低血压、反射性心动过速、心绞痛、胃肠症状。

(12)非诺多泮:外周多巴胺受体阻滞剂。能够扩张血管,增加肾血流,同时作用于肾近曲小管和远曲小管而促进钠排泄和肌酐清除。降压疗效类似于硝普钠。适用于合并肾功能不全的高血压急症。用法为 0.03～1.6 μg/(kg·min)静脉滴注,5 分钟内起效,持续 30 分钟。肝功能异常的患者无须调整剂量,但要注意剂量的个体化。

(13)呋塞米:襻利尿剂。20～40 mg 静脉注射,必要时 3～4 小时重复。适用于急性左心衰竭。

六、高血压亚急症的处理

对于高血压亚急症患者,可在 24～48 小时将血压缓慢降至 160/100 mmHg,目前尚无证据表明高血压亚急症实施紧急降压治疗可以改善预后。许多高血压亚急症患者通过口服降压药物得以控制,如服用钙离子拮抗剂、ACEI 或 ARB、β 和 α 受体阻滞剂,还可根据情况服用襻利尿剂。初始治疗可在门诊或急诊室进行,用药后观察 5～6 小时。2～3 天后门诊调整剂量,此后可应用长效制剂控制至最终的靶目标血压。

到急诊室就诊的高血压亚急症患者,在血压初步控制后,应给予口服药物治疗,并建议患者定期到高血压门诊随诊。许多患者在急诊就诊后仍维持原来未达标的治疗方案,造成高血压亚急症的反复发生,最终导致严重后果。具有高危因素的高血压亚急症可以住院治疗。另外,注意避免对某些无并发症但血压较高的患者进行过度治疗,以免增加不良反应和相应的靶器官损害。

七、高血压脑病

(1)定义:各种诱因使血压突然升高,脑血管自身调节功能严重障碍,导致脑血流灌注过多,液体经血－脑屏障渗透到血管周围脑组织,发生脑组织水肿、颅内压升高,从而引发以脑和神经功能障碍为主的临床综合征。主要表现为剧烈头痛、烦躁、恶心、呕吐、视力障碍、抽搐、意识障碍,甚至昏迷等,救治不及时极易发生死亡。

(2)病因与诱因:①高血压是基础病因,以急进型高血压和难治性高血压最为常见,其次是急慢性肾炎、肾盂肾炎、子痫、嗜铬细胞瘤;②过度劳累、情绪激动、神经紧张、气候变化、内分泌失调、降压药物停用等均为诱发因素;③部分患者无明显诱因。

(3)发生机制:高血压脑病的发生,主要取决于血压升高的程度、速度及个体耐受性,而血压升高的速度起着决定作用。在正常情况下,脑血管调节主要随着血压的水平而变化,当血压变低时脑血管扩张,血压变高时脑动脉收缩,以脑动脉血管自动调节功能保持脑血流的相对稳定。正常人平均动脉压为 60～120 mmHg 时,脑血流量保持稳定的状态。对于正常血压者短时间内突然产生高血压,可在相对较低的血压水平下发生高血压脑病;而长期缓慢升高的高血压患者由于小动脉管壁增厚、管腔狭窄等缓慢结构重构,脑血流自动调节曲线右移,平均动脉压为 120～160 mmHg 时仍能保持相对稳定的脑血流量;当平均动脉压＞180 mmHg 时,脑动脉调节功能降低,不能继续收缩以维持血流稳定,由主动收缩变为被动扩张,脑灌注显著增多而发生颅内压升高、脑水肿,并继发点状出血和小灶性梗死。

(4)临床特点:①病程长短不一,数分钟至数天,多为 12～24 小时。②多有明确的诱发因素,伴有比较显著的血压升高(舒张压常＞130 mmHg),出现头痛、恶心、呕吐、精神异常等早期症状。③病情发展快,进行性加重,出现头痛、抽搐和意识障碍(高血压脑病三联征),或头痛、呕吐和视盘水肿(颅内高压三联征)。④伴或不伴视力模糊、偏盲或黑蒙(视网膜动脉痉挛),视网膜可发生水肿、出血、渗出。⑤严重者出现呼吸衰竭、肾衰竭、心力衰竭急剧恶化、严重神经功能缺损(一过性偏瘫、失语)。⑥颅脑 CT 检查可见弥散性脑白质密度降低,脑室变小;MRI 检查对脑水肿的影像学改变更为敏感,顶枕叶水肿具有特征性;偶见小灶性缺血或出血灶。

(5)诊断与鉴别诊断:诊断条件为血压急剧升高＋神经症状(高血压脑病三联征)或体征＋排除脑卒中、硬脑膜下血肿、脑瘤等疾病。高血压脑病的诊断要注意从以下临床情况进行评价与判断:①头痛:头痛为早期症状,多为弥散性、持续性并短时间内进行性加剧,伴恶心呕吐,血压下降后好转。②意识障碍:意识障碍和其他神经症状发生于剧烈头痛持续数小时后。③降压治疗的反应:高血压脑病降压治疗后病情迅速恢复,否则进行性加重,对鉴别诊断尤为重要。④眼底改变:出现严重而弥散性的视网膜动脉痉挛。⑤颅脑 CT 与 MRI 检查有助于诊断。临床上一般比较容易确立诊断。

(6)治疗原则

1)迅速降低血压:实施分段降压策略是治疗高血压脑病的关键,降压目标值为平均动脉压降低20%～25%。对于原有高血压者可使舒张压降至 110 mmHg 以下,无高血压者可降至 80 mmHg以下,但需避免降压过低导致脑血流灌注不足。多数高血压脑病经有效降压后病情很快好转。静脉用药宜选用硝普钠、乌拉地尔、拉贝洛尔、尼卡地平,酚妥拉明仅适用于嗜铬细胞瘤、可乐定撤药、可卡因过量等,因颅内压升高不宜用硝酸甘油。

2)制止抽搐:首选地西泮 10～20 mg 静脉注射,静脉注射速度成人<5 mg/min,儿童<2 mg/min,多数于 5 分钟内终止(约 80％)。地西泮静脉注射后迅速进入脑部,但 20 分钟后血液及脑中浓度急剧下降,可能再发抽搐,需要 15～20 分钟内重复给药,并在静脉注射地西泮的同时肌内注射苯巴比妥 0.2 g。对于抽搐持续或反复发作(癫痫持续发作)者,应当首选地西泮静脉注射,随之给予地西泮 100 mg＋5％葡萄糖溶液或生理盐水 500 mL,以 40 mL/h 持续泵入,但需注意对呼吸和意识的影响。氯硝西泮也可作为首选药物,首次用量 3 mg,缓慢静脉注射,此后 5～10 mg/d 静脉滴注或过渡至口服。特点是起效快(数分钟),药效是地西泮的 5 倍,作用时间较地西泮长 1～2 倍,对呼吸和心脏的抑制也略强于地西泮。苯妥英钠起效缓慢,需与地西泮或氯硝西泮合用;抑制心脏作用强,注意避免静脉注射速度过快而发生低血压、心律失常;对血管有刺激作用,不要漏出血管外导致组织损伤;与葡萄糖混合易出现沉淀,应使用生理盐水或注射用水溶解后再用葡萄糖稀释。用法为成人首次剂量 500～750 mg,儿童 10～15 mg/kg,以生理盐水稀释,静脉注射速度<50 mg/min。抽搐停止后每 6～8 小时口服或静脉注射 50～100 mg 维持。地西泮、氯硝西泮、苯妥英钠难以控制抽搐发作时选用利多卡因,50～100 mg 静脉注射,静脉注射速度≤25 mg/min,继以 2～4 mg/(kg·h)静脉滴注 1～3 天。水合氯醛、苯巴比妥、丙戊酸钠也可酌情使用。

3)治疗脑水肿:20％甘露醇 125～250 mL 快速静脉滴注,每 4～8 小时 1 次;呋塞米、地塞米松酌情选用。

4)基础支持:吸氧、保持呼吸道通畅、维持水电解质平衡、预防心肾并发症等。值得注意的是,抽搐发作时维持正确的头位与保持呼吸道通畅至关重要。

参 考 文 献

[1]陈世耀.内科临床思维[M].3 版.北京:科学出版社,2012.

[2]何权瀛.呼吸内科诊疗常规[M].北京:中国医药科技出版社,2020.

[3]毕丽岩.呼吸内科学:高级医师进阶[M].2 版.北京:中国协和医科大学出版社,2020.

[4]汪道文,曾和松.心血管内科疾病诊疗指南[M].3 版.北京:科学出版社,2013.

[5]赵冰.循环系统疾病[M].北京:中国医药科技出版社,2019.

[6]段志军.消化内科学:高级医师进阶[M].2 版.北京:中国协和医科大学出版社,2020.

[7]何文英,侯冬藏.实用消化内科护理手册[M].北京:化学工业出版社,2018.

[8]孔令建,等.消化内科疾病诊疗理论与实践[M].北京:中国纺织出版社,2018.

[9]林菁华.内科医生实用装备手册[M].4 版.广州:中山大学出版社,2020.

[10]倪伟.内科学[M].北京:中国中医药出版社,2016.

[11]石宏斌.肾内科新医师手册[M].3 版.北京:化学工业出版社,2019.

[12]田德安.消化疾病诊疗指南[M].3 版.北京:科学出版社,2013.

[13]王晨,王捷.内科疾病学[M].北京:高等教育出版社,2019.

[14]王伟,卜碧涛,朱遂强.神经内科疾病诊疗指南[M].3 版.北京:科学出版社,2013.

[15]余学锋.内分泌代谢疾病诊疗指南[M].3 版.北京:科学出版社,2013.

[16]吴斌,陈小良,李建忠.消化内镜基本操作规范与技巧[M].北京:科学出版社.2018.

[17]张定国,邹洋,田星.现代临床内科疾病诊疗学[M].天津:天津科学技术出版社,2019.

[18]任师磊.实用呼吸病诊疗进展[M].汕头:汕头大学出版社,2019.

[19]顾波,等.小儿内科临床诊治[M].北京:中国人口出版社,2019.

[20]邵强,等.呼吸科常见疾病现代诊疗[M].北京:科学技术文献出版社,2019.